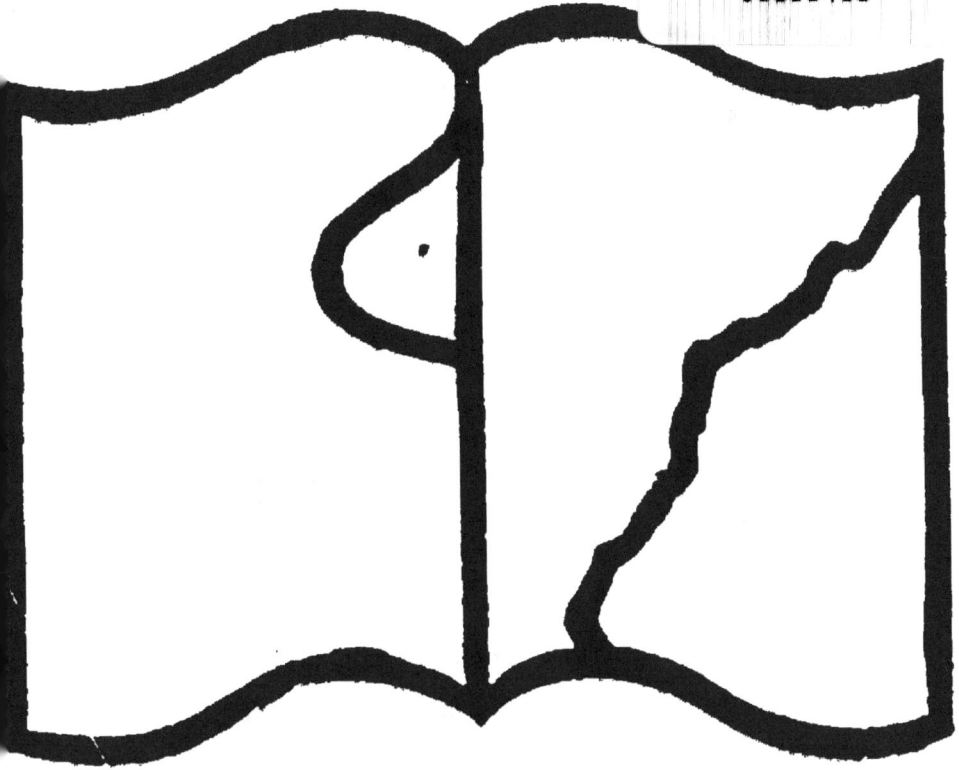

Texte détérioré — reliure défectueuse

NF Z 43-120-11

Deuxième Edition.

LA

CURE SOLAIRE

DE LA

Tuberculose
Pulmonaire

PAR LE

Docteur J. MALGAT,

Médecin en chef du Sanatorium de la Mantéga (Nice).

✳

MACON
IMPRIMERIE GÉNÉRALE N. PERROUX

1907

Deuxième Edition.

LA

CURE SOLAIRE

DE LA

Tuberculose Pulmonaire

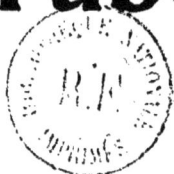

PAR LE

Docteur J. MALGAT,

Médecin en chef du Sanatorium de la Mantéga (Nice).

✳

MACON

IMPRIMERIE GÉNÉRALE X. PERROUX

1907

PRÉFACE

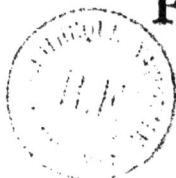

Dans la première édition de ce travail, j'avais timidement exposé mes vues et aussi mes espérances au sujet de l'application des rayons du soleil au traitement de la tuberculose pulmonaire. Mes expériences sur la lumière m'avaient conduit, de déductions en déductions, à la considérer comme le remède idéal des infections bacillaires. J'ose dire que j'avais vu juste. Mais cependant je n'avais encore que des visions imparfaites sur son action réelle. Depuis six ans, j'ai largement manié la lumière, j'ai longuement et minutieusement observé, et je viens exposer dans cette seconde édition les recherches auxquelles je me suis livré.

Certes, je n'ai pas tout vu. D'autres encore trouveront à exercer leur sagacité dans ce domaine mystérieux des forces de la nature, dont l'étendue est immense et le fond inépuisable. Je ne suis qu'un simple pionnier qui longtemps marcha à l'aventure et qui, progressivement intéressé, a fait quelques découvertes qu'il a la vanité de croire utiles.

L'idée qui a présidé à ce travail, c'est que les rayons solaires agissent, par la puissance dynamique de leur choc, sur les atomes et les molécules de notre organisme et de ses humeurs, et encore sur les atomes et les molécules des micro-organismes et de leurs diastases. C'est cette double action qui, comme j'espère pouvoir le prouver, guérit les bacillaires, lorsqu'on leur applique méthodiquement la cure solaire. Le traitement des tuberculeux se réduit donc à une simple question de mécanique moléculaire ; je démontrerai que les phases diverses par lesquelles passent les malades insolés avant d'atteindre la guérison s'expliquent facilement par elle.

Dans les pages qui vont suivre, je me suis efforcé de mettre en parallèle les principaux facteurs de la mécanique atomique, d'une part, et les faits cliniques et bactériologiques, d'autre part. Y ai-je réussi ? je l'ignore. Dans tous les cas, la guérison de la tuberculose pulmonaire par les rayons solaires n'est plus du domaine de la théorie ; elle est la conséquence des lois physiques de la nature.

Nice, le 1er février 1907.

J. MALGAT.

Cure solaire de la tuberculose pulmonaire.

L'histoire de l'héliothérapie est de date récente. On dit bien que les Assyriens, d'après Hérodote, employèrent les applications solaires dans une intention thérapeutique, que les Egyptiens en firent des cures, qu'Hippocrate, Avicenne ou Celse ont conseillé les insolations, mais la chose est incertaine. En tous cas, les « solaria » des Romains et des peuples d'Orient n'avaient aucun rapport avec l'art de guérir. Leurs terrasses sur le oit de leurs maisons n'avaient d'autre destination que d'y prendre le frais en été, de se réchauffer en hiver. Elles servaient aussi de « caenacula » pendant les fortes chaleurs. (*Dictionnaire des Antiquités romaines et grecques.*)

De nos jours, ces « solaria » existent encore pour les mêmes usages. On y fait, en outre, sécher le linge.

Pline a surtout décrit les méfaits du soleil sur les hommes : « il hâle la peau, produit des paralysies, des commotions, dans le ventre, les nerfs, la tête, l'intelligence et la menstruation. » (Pline, LVI et L II.)

J'ai remarqué que nos animaux domestiques malades, recherchent le plein soleil, où, d'instinct, ils prennent des bains de lumière. Il ne serait pas étonnant que les peuples primitifs en eussent usé de même.

La médication héliothérapique commence réellement à Finsen, qui en fit une application méthodique au lupus. Toutefois, les botanistes, parmi lesquels il faut citer Daubény, Cloez et Gratiolet, Sacho, Cailletet, Prilleux, Dehérain, avaient ouvert la voie avec leurs recherches sur l'action particulière de chaque rayon du spectre dans le monde végétal. Flammarion a, depuis, confirmé la plupart de leurs expériences. Puis, sont venus les bactériologistes, Downes et Blunt, Duclaux, Arloing, Geisler, d'Arsonval, Charrin, Büchner, Finsen, Dubois, Marshall Ward, etc., qui ont étudié les effets produits sur les cultures microbiennes par les rayons solaires. Leurs travaux nous ont enseigné que le soleil était microbicide, particulièrement par ses ondes chimiques, et c'est là, vraiment, le point de départ de toutes les médications héliothérapiques.

À la suite de ces importantes découvertes, les médecins anglais préconisèrent les bains de soleil avec leurs *sun boxes* ; les Allemands, élèves de Rikli, ont fait de la nudité en plein air et donné des bains de soleil sur des matelas ; toutefois, ces divers procédés n'ont jamais été utilisés contre la tuberculose pulmonaire, mais plutôt contre la neurasthénie, le rhumatisme, la goutte, la sciatique ou l'anémie. J'ai visité leurs établissements et j'en parle en connaissance de cause.

Enfin, on a fait des observations du plus haut intérêt en clinique. J. Rivière a vu doubler le nombre des globules rouges sous l'influence de la lumière ; Bennett et Darembert attribuent au soleil la meilleure part de leur guérison ; Foveau de Courmelles a cité un cas heureux de guérison chez une malade atteinte vraisemblablement d'invasion bacillaire, et cependant il n'avait employé que la lumière de l'arc électrique ; Lumière avait remarqué que les rayons rouges étaient excitants ; Savary avait noté que les rayons bleus procuraient du calme aux agités ; j'ai publié une observation curieuse d'un délire typhique extrêmement violent calmé par les radiations bleues du soleil ; enfin, tout le monde connait les guérisons du lupus par les rayons chimiques, employés pour la première fois, par Finsen, à Copenhague.

Mais, jamais personne n'a eu l'idée d'employer l'insolation contre la tuberculose pulmonaire. Car, Finsen et son école pensaient que les rayons microbicides ne pouvaient pénétrer dans l'organisme, et l'opinion de Finsen était alors souveraine. Depuis, j'ai prouvé que Finsen avait commis une erreur, comme en fait foi l'expérience suivante :

Dans une chambre exposée en plein midi et recevant les radiations solaires par la croisée ouverte, je fis placer une jeune femme sur un escabeau, le torse nu et le dos pleinement insolé, de manière que la tête seule fut à l'ombre. En face d'elle on plaça une table et sur cette table un grand appareil photographique, dont l'ouverture dépourvue de son objectif appuyait fortement sur la partie inférieure du sternum. L'appareil ainsi disposé était fortement maintenu par moi, de façon à éviter toute filtration de lumière entre la peau et le rebord de l'ouverture.

De cette manière, le sujet recevait sur le dos les rayons solaires qui, en supposant leur transmission à travers les tissus, devaient impressionner la plaque dans la chambre noire. Avant toute chose, la plaque Lumière, marque bleue, avait reçu dans l'obscurité, vers son centre, un morceau de papier noir, papier aiguille, impénétrable aux rayons chimiques.

Je fis l'expérience avec toute la minutie désirable, pour éviter l'ombre d'une erreur.

Le temps de pose fut de vingt minutes.

La photographie montra : 1° un losange central noir, qui marque la place occupée par le papier aiguille et qui n'a reçu aucune impression lumineuse ; 2° le reste de la surface coloré en clair indique, par opposition, le degré d'impressionnabilité.

L'intensité de la lumière bleue prise à l'extérieur, avec le photomètre Decoudun, était de 1/8 de seconde de pose.

Après cette première expérience, j'en fis une seconde sur la même personne, en déplaçant l'appareil de bas en haut et dans des conditions identiques. L'épreuve montre qu'après vingt autres minutes de pose, le résultat fut tout aussi incontestable.

Depuis cette époque, j'ai renouvelé cette expérience sur d'autres sujets avec un résultat semblable.

A cette expérience on peut faire deux critiques auxquelles je dois immédiatement répondre :

1° La peau humaine étant plus ou moins phosphorescente, les plaques photographiques peuvent être impressionnées par cette phosphorescence et non par les rayons chimiques ;

2° La lumière rouge impressionne à la longue les plaques daguerriennes ; il pouvait se faire que l'éclairement de l'organisme par les rayons solaires eut produit sur mes plaques un effet du même genre.

La première critique m'a fait entreprendre de nouvelles recherches sur l'influence possible de la phosphorescence cutanée. Je me suis naturellement placé dans les mêmes conditions où j'avais primitivement opéré. Après m'être exposé, le torse nu, aux rayons du soleil, le 15 novembre 1902, à onze heures du matin dans une chambre au midi, les croisées ouvertes, la lumière au dehors étant d'une intensité de 1/8 de seconde de pose, j'ai gagné aussitôt le cabinet noir de photographe, situé dans la maison même, à côté de la chambre où je venais de m'insoler. L'ouverture de l'appareil photographique, disposé comme dans les autres expériences, a été maintenue sur ma poitrine nue pendant vingt minutes.

Or, la plaque Lumière, marque bleue, n'avait subi aucune impression. Il est donc certain que la phosphorescence n'a joué aucun rôle dans mes opérations précédentes.

La seconde critique m'a conduit à faire quelques recherches sur la durée de l'impressionnabilité des plaques daguerriennes sous l'influence de la lumière rouge seule. Mais il n'a jamais été

possible d'obtenir une impression quelconque des plaques photographiques, même après quarante minutes de pose. Il est donc
évident que la seconde objection ne saurait détruire le résultat de
mes premières expériences.

Ces expériences démontrent que, si les rayons chimiques sont
en partie éteints dans la peau, et y font un travail en rapport avec
leurs propriétés spéciales (Finsen), une autre portion doit pénétrer dans l'organisme, où elle se transforme en mouvements moléculaires utiles. Je prouverai ce fait un peu plus loin. Mais, cette
dernière partie elle-même n'est pas employée en totalité, puisque
des ondes actiniques parviennent à traverser le corps de part
en part pour venir impressionner des plaques photographiques.
Ces pertes successives sont nettement indiquées précisément par
le degré d'impression de ces mêmes plaques ; il est, en effet, de
beaucoup inférieur à celui d'une plaque qui recevrait directement
les rayons chimiques du soleil sans interposition aucune.

Toute la cure solaire, dans la tuberculose pulmonaire, tient dans
ce fait, que les rayons chimiques pénètrent dans l'organisme, certaines conditions étant données, et qu'ils y arrivent dans un état
d'intégrité tel qu'ils s'y peuvent transformer en travail atomique
ou moléculaire.

Finsen avait cru démontrer, dans une expérience célèbre, que
les rayons actiniques, dans leur totalité, ne dépassaient pas la
peau. Cette opinion a pendant longtemps arrêté l'essor de l'héliothérapie ; car, s'il en eût été ainsi, à quoi aurait-elle pu servir en
dehors des maladies cutanées. L'erreur du professeur danois est,
du reste, explicable. Il fit ses recherches à Copenhague, et Copenhague possède un éclairement de beaucoup inférieur à l'éclairement de la Riviera, où j'ai opéré. Or, la puissance de pénétration
des rayons solaires étant proportionnelle à l'intensité de la
lumière, il est évident que nous devions arriver, l'un et l'autre, à
des résultats différents.

Les rayons calorifiques pénètrent eux aussi dans l'organisme :
et ils y pénètrent selon les mêmes lois. Une portion cède son
mouvement aux molécules périphériques des tissus que la peau
contient, une autre portion s'éteint dans nos organes internes et
s'y transforme en travail moléculaire, et une portion minime
traverse le corps. Il ne faut, pour démontrer cette marche des
rayons calorifiques, que la simple interposition d'une hydrocèle
entre une lumière vive et l'œil de l'observateur. Nous savons, en
effet, que dans ces conditions, surtout si on opère dans une
chambre obscure, la tumeur nous apparaît avec une belle couleur
rose vif. Nous savons encore qu'il est possible d'éclairer quelques

cavités du corps humain avec une ampoule électrique, et que cet éclairage nous est transmis avec une coloration semblable : cette teinte est un mélange à parties inégales de rayons rouges et de rayons jaunes.

Peut-être pourrait-on rappeler ici les belles expériences de Tyndall sur l'absorption des rayons calorifiques par certains gaz. Elles démontrent que l'oxygène, l'azote, l'air sec et pur sont transparents pour la chaleur comme le vide, mais que si l'air, par exemple, contient même une minime partie d'acide carbonique, cette circonstance suffit pour lui donner un pouvoir absorbant très élevé. Or, l'air qui circule dans nos poumons contient une notable proportion d'acide carbonique, et les rayons calorifiques du soleil qui pénètrent jusque-là, pendant l'insolation, sont en partie absorbés par ce même acide carbonique. Mais lorsque ce dernier est saturé de rayons calorifiques, si je puis m'exprimer ainsi, ceux qui arrivent par surcroît traversent l'obstacle et font un travail moléculaire utile. Je reviendrai, plus tard, sur cette dernière expérience, dans le chapitre où j'étudierai les rayons rouges et infra-rouges.

Une fois en possession de ces faits importants, je fus naturellement conduit à appliquer l'insolation aux lésions bacillaires des poumons. Il m'apparaissait que, puisque les rayons microbicides pénétraient dans nos organes et qu'ils pouvaient y faire un travail utile, il n'y avait plus à traiter les bacilles de Koch et les microbes secondaires de la tuberculose que comme une culture *in vitro*, sauf à surveiller les accidents possibles pouvant survenir dans l'organisme. Je fis donc mes premières tentatives de cure solaire aux premiers malades qui se présentèrent à moi.

Ces essais furent encourageants, mais la pratique m'apprit bien vite que les choses étaient moins simples que je n'avais supposé, et que les effets étaient moins rapides que dans une culture *in vitro*. C'est qu'il se présentait une difficulté grave créée par le mauvais état du terrain organique, avec lequel il fallait compter, et la question m'apparut d'une dualité redoutable.

Mais, l'expérience m'enseigna que, précisément, la médication solaire répondait absolument aux deux indications : relever l'organisme défaillant et antiseptiser les poumons. Les rayons de l'extrémité rouge du spectre solaire ont, en effet, des propriétés toniques de premier ordre, et ceux de l'extrémité violette, des propriétés microbicides incontestées. Je reviendrai sur les qualités de ces deux ordres de rayons, dans deux chapitres qui leur sont consacrés.

L'héliothérapie est intimement liée à la climatologie. Il est de toute évidence que pour appliquer méthodiquement les rayons du soleil aux affections pulmonaires, il faut habiter un pays ordinairement ensoleillé. Moins le ciel est couvert de nuages, plus l'éclairage est puissant, et plus grande est l'intensité de tous les rayons, et particulièrement des rayons des deux extrémités spectrales. Ils sont dans un rapport constant avec la limpidité de l'atmosphère et avec l'abondance de la polarisation de la lumière.

Les contrées où l'humidité de l'air est marquée par un degré hygrométrique généralement élevé ne sauraient convenir à la cure solaire, parce que la vapeur d'eau répandue dans l'atmosphère absorbe une énorme quantité de radiations actiniques. Cette absorption, d'après Bartoli et Stracciati, peut se calculer par 58 % et même 92 %. Aussi, lorsque j'entends raconter que la médication solaire est appliquée aux tuberculeux, à Dresde, par exemple, ou en Angleterre, ou encore dans le nord de l'Europe, je me demande si c'est par ignorance de la part de ceux qui en parlent. Pour faire la cure solaire, il faut du soleil, et, en tous cas, il faut un soleil qui éclaire et dont les rayons puissent pénétrer dans l'organisme avec leurs propriétés calorifiques et surtout chimiques. J'ai mesuré l'intensité chimique de la lumière pendant deux mois, juillet et août 1902, c'est-à-dire en plein été et cinq fois par jour, de deux heures en deux heures, de Nice au Cap Nord, en passant par Strasbourg, le long du Rhin, Hambourg, le Danemark, la Suède, la Norvège et retour par Berlin, l'ouest de l'Allemagne, le Tyrol et le nord de l'Italie. Et je n'ai reconnu notre soleil qu'à partir de Méran. Ailleurs, surtout dans le nord de l'Europe, la lumière est infiniment moins actinique que la nôtre. J'affirme que leur lumière d'été est de beaucoup inférieure à notre lumière d'hiver. Il est donc impossible de faire la cure solaire avec un éclairement aussi minime.

D'après mon expérience, il faut, pour qu'elle soit positivement efficace, une luminosité qui permette de faire une bonne photographie sur plaques extra-rapides en 1/6 de seconde de pose, au moins. Au-dessous, elle est trop faible ; au-dessus, elle est excellente, à condition de surveiller la durée des séances d'insolation. Mais, si l'on trouve quelquefois, en courtes séries, des jours où, dans le centre et le nord de l'Europe, on observe cette intensité chimique, on ne la voit qu'accidentellement monter à 1/8, jamais à 1/12, et à plus forte raison à 1/16 ou à 1/24. Ces actinités solaires, qui, du reste, sont formidables, ne se voient que dans les pays clairs, où le ciel est ordinairement d'un bleu profond et l'air parfaitement limpide et transparent, comme à Nice et sur le littoral méditerranéen.

Il est regrettable que les météorologistes, qui ont rendu d'ail-

leurs d'éminents services à la climatologie, n'aient pas enregistré
des observations suivies sur la luminosité et surtout sur l'actinité solaire. Leurs statistiques seraient d'une grande ressource
pour l'héliothérapie. J'ai fait ce travail pour Nice, pendant quatre
années ; mais je n'ai fait qu'une simple excursion en Europe. Si
j'en ai retiré quelques enseignements, je dois reconnaître qu'ils
sont insuffisants pour apprécier, comme il conviendrait, l'actinité
de l'Europe du Nord et de l'Europe du Centre. Il faudrait des docu-
ments plus nombreux.

Dans un précédent travail, *Cure solaire de la tuberculose*, j'ai
indiqué les causes principales de la limpidité de notre atmosphère,
à Nice. En voici un résumé succinct :

Les couches inférieures de l'air (à Nice) accusent habituellement
une faible humidité relative, la moyenne se trouvant, d'après
Teysseire, entre 59°7 et 61°6; d'après Richelmi, 57°1 ; d'après
Risso, 58°5 ; d'après Roubaudi, 58°2. Les observations de ces
savants météorologistes portent sur une période de 66 ans.

Les causes sont diverses :

1° Les vents du Sud, soufflant vers la côte, passent le plus
souvent sur les eaux de la Méditerranée sous forme de brises
légères, dont la vitesse est d'une grande lenteur et dont le point
d'origine n'est éloigné que de 40 ou 50 kilomètres. Partant, ils
charrient peu de vapeur d'eau sur le littoral et de ce fait l'absorption des radiations solaires se trouve réduite au minimum. En
outre, ces vents ne soufflent que pendant le jour ; la nuit, c'est la
brise de montagne qui prédomine et qui refoule vers la haute mer
la vapeur d'eau contenue dans l'atmosphère de Nice.

2° En dehors de la Méditerranée, Nice et son territoire, limités
au Nord par de hautes montagnes, à l'Est et à l'Ouest par des
contreforts imposants, ne possèdent, dans leur voisinage, aucun
réservoir d'humidité important. Ni le Paillon, à l'Est, ni le Var, à
l'Ouest, torrents impétueux mais sans profondeur, d'un débit
minime et d'un faible parcours, ne sauraient influencer notre
hygrométrie d'une manière appréciable. Cette rareté de la vapeur
d'eau explique encore l'absence de brouillard sur le littoral méditerranéen.

3° La tension de la vapeur d'eau est ici très élevée. Sur dix
années d'observations, le minimum, à six heures du matin, ne
s'est jamais abaissé au-dessous de 4.2 en janvier (une fois) et 4.4
(deux fois), le maximum s'est élevé jusqu'à 21.5 en juillet, à une
heure après-midi. Ces chiffres représentent des moyennes men-
suelles. Or, c'est en grande partie à l'élévation de cette tension

que nous devons l'abondance de la polarisation de notre lumière et par conséquent la fréquence de notre ciel bleu.

4° Si, à notre niveau, l'air est d'une grande transparence habituelle, il l'est également dans les régions supérieures. On n'y trouve, en effet, qu'un minimum de fumée, un minimum de poussières flottantes et un minimum de cendres, parce que Nice est éloignée de tout centre usinier ou volcanique. C'est là une des causes importantes de la limpidité de l'atmosphère, comme l'ont démontré C. Dufour et Brunner.

5° Enfin, les statistiques des météorologistes nous ont appris que nos jours plus ou moins couverts, plus ou moins pluvieux, sont à nos jours de haute insolation, dans la proportion de 1/3. C'est que, autour de Nice, s'élèvent en demi-cercle de hauts sommets comme de gigantesques paratonnerres, qui exercent sur les nuages une attraction d'autant plus énergique, que sommets et nuages sont ordinairement chargés d'électricités contraires.

Nice et le littoral sont donc puissamment insolés.

Je viens de parler de ciel bleu. Cette coloration, que Tyndall attribue à une abondante polarisation de la lumière, a une importance spéciale dans la cure solaire. Marshall Ward, en effet, a prouvé que les radiations célestes avaient des propriétés antiseptiques puissantes sur les cultures microbiennes.

Or, il est permis de penser que s'il est téméraire de supposer que le bleu céleste joue un rôle dans l'antisepsie interne de nos organes, il est naturel de lui attribuer une bonne part dans l'assainissement de nos vêtements et généralement des choses de notre ambiance.

Cette question d'antisepsie externe mérite toute l'attention du médecin. En effet, les habits que porte le tuberculeux recèlent des bacilles de Koch ; ils en contiennent même une notable quantité, surtout les mouchoirs, où la plupart crachent avec insouciance, indifférents à la contagion. J'ai prouvé, dans une série d'expériences, publiées en 1903, que les vêtements de couleurs sombres, rouges, orangés, jaunes et verts, de quelque nature que soient leurs tissus, ne laissent passer dans leur trame aucun rayon chimique : ils absorbent à leur surface les rayons bleus, indigos, violets et ultra-violets entièrement, tandis que les tissus de laine, de coton et de chanvre, dont les couleurs répondent au bleu, à l'indigo ou au violet se laissent pénétrer par les rayons chimiques du soleil, et que ceux de couleur blanche se laissent pénétrer par tous les rayons colorés du spectre. Or, les habits sont de véritables habitats de microbes. Les rayons actiniques qui les pénètrent ont donc toute facilité pour les atteindre et les détruire ; ceux qui ne sont pas utilisés arrivent jusqu'à la peau et font également œuvre antiseptique sur la périphérie du corps.

La couleur des vêtements n'est donc pas indifférente pour les tuberculeux.

Au surplus, il y a peut-être des chances pour que des rayons solaires puissent pénétrer jusque dans l'organisme, auquel cas les tuberculeux feraient une cure solaire atténuée.

On se tromperait étrangement si l'on pensait que la cure solaire est une chose simple dans ses applications. Il ne suffit pas d'exposer un bacillaire au soleil pour le voir guérir. La lumière est un remède, c'est vrai, mais c'est un remède d'une prodigieuse activité, qui peut devenir une arme à deux tranchants. N'en est-il pas de même pour tous les remèdes énergiques ?

Depuis 1901, j'ai soumis systématiquement tous mes poitrinaires à la cure solaire de la manière suivante : le matin, vers onze heures, alors que l'intensité chimique est très élevée et que le soleil entre largement dans la chambre du malade par la croisée ouverte, je place le patient, le torse nu, à cheval sur une chaise, de façon qu'il puisse en recevoir les radiations directes, tout en abritant sa tête, c'est-à-dire en tenant la tête dans l'ombre. Au début, je fais commencer le traitement derrière les cr···es fermées. Malheureusement le verre absorbe une grande qu··· á de rayons actiniques, environ 95 %, et ce procédé est en ··· quence peu efficace. Mais il est bon d'entraîner les malades. La durée de la séance d'insolation directe, la croisée étant ouverte, ne me semble pas devoir dépasser vingt minutes : souvent elle doit être moindre. Lorsque l'intensité chimique est très élevée, je réduis l'insolation à cinq ou dix minutes seulement.

La mesure de l'activité à laquelle j'ai recours est plus pratique que rigoureusement mathématique. Mais elle m'a toujours suffi.

Je me sers d'un simple photomètre Decoudun, à verre bleu, et je l'emploie comme si je voulais déterminer le temps de pose avant de faire une photographie sur plaque extra-rapide. En conséquence, je pointe mon photomètre vers l'atmosphère, dans la direction du Sud, selon un angle de 45° environ, et je mets l'instrument au point, en faisant lentement coulisser le tube intérieur. Si le curseur s'arrête sur 1/6 de seconde de pose nécessaire pour faire une bonne photographie sur plaques extra-rapides, je laisse aller la séance d'insolation jusqu'à vingt minutes ; s'il indique 1/8 de seconde de pose, on peut faire l'insolation de quinze à vingt minutes ; au-dessus, il faut s'arrêter à dix ou même seulement cinq minutes.

Il faut tenir compte d'un autre facteur : la température au soleil.

Si le thermomètre ne monte qu'à 26° ou 27°, ce qui arrive rarement à Nice, on ne saurait, sans beaucoup de précautions, exposer le malade, le torse nu et la croisée ouverte. D'autre part, s'il atteint 40° ou plus, il faut limiter la séance à une dizaine de minutes. Dans les deux cas, il faut s'inspirer de la résistance du malade et de son état général. Ordinairement, il y a concordance entre l'intensité chimique et la température au soleil, sans que l'on puisse établir un rapport constant entre l'une et l'autre, parce que l'atmosphère, plus ou moins chargée de vapeur d'eau, est inégalement transparente pour la lumière et la chaleur. Mais, lorsque le ciel est bleu et que les rayons solaires sont abondamment polarisés, l'actinité est proportionnelle à la température. Aussi, dans la plupart des cas, on peut ne tenir compte que de cette dernière, sans se préoccuper outre mesure de l'actinité.

Jusqu'ici, je m'étais contenté de faire la cure solaire sur le dos nu, ayant estimé que les rayons chimiques étaient capables d'aseptiser en même temps la partie postérieure et la partie antérieure des poumons. Mais je me suis aperçu que les foyers tuberculeux en arrière guérissaient assez rapidement, tandis qu'en avant la guérison était infiniment plus lente. D'où j'ai conclu que la quantité de rayons solaires arrivant à la partie antérieure des poumons était insuffisante pour produire des effets salutaires après avoir traversé une grande épaisseur de tissus. Je fis alors insoler les malades, d'abord en arrière pendant dix minutes, puis en avant pendant dix autres minutes. Malheureusement, beaucoup de malades supportent mal l'application des rayons du soleil sur cette dernière portion du corps. Quelques-uns éprouvent de véritables angoisses qui peuvent aller jusqu'à la syncope ; d'autres ont des palpitations cardiaques extrêmement pénibles. Il m'a donc semblé que le cœur supportait assez mal les insolations.

Tyndall a démontré qu'une action chimique ne peut être produite par un rayon sans entraîner la destruction de ce rayon. Tout le monde connaît son expérience sur le nitrite d'amyle. Il est évident que, dans l'insolation, les choses doivent se passer de même. Les ondes qui produisent une action chimique dans les foyers tuberculeux de la partie postérieure des poumons, abandonnent leur mouvement dans ces foyers et y sont naturellement éteintes ; dès lors, la partie antérieure ne saurait être influencée que par une minime portion de rayons actifs.

En conséquence, j'ai adopté un dispositif qui me permet d'éviter d'atteindre le cœur et de jeter tout de même sur les lésions antérieures une grande quantité de rayons solaires. J'avais d'abord pensé à employer des miroirs réflecteurs, mais j'ai dû abandonner cette idée, parce que le verre absorbe une trop forte proportion d'ondes actiniques. J'ai donné la préférence aux miroirs d'argent : l'argent poli en réfléchit environ 90 0/0. Avec des miroirs montés sur pieds et d'une dimension de 0 m. 13 sur 0 m. 09, on peut inonder de lumière toute la partie supérieure d'un poumon sans toucher à la région cardiaque, et l'on obtient une action vraiment efficace par la double insolation faite en même temps.

Pour fixer les limites d'une séance, il faut un certain doigté. Il est des malades qui supportent facilement une insolation de vingt minutes sans en éprouver la moindre fatigue, d'autres se trouvent positivement incommodés par une pose de cette durée. Et, chose remarquable, l'entraînement réussit mal chez ces derniers : il y a une limite qu'ils ne peuvent difficilement dépasser sans en souffrir. L'organisme subit une sorte de surmenage par l'emploi prolongé du mouvement moléculaire ou atomique qui lui est transmis par le choc des ondes solaires. Il faut même attacher une grande importance à trouver la limite particulière de chacun, car de là dépendent certainement les succès ou les échecs de la méthode. On pourrait être porté à considérer avec dédain une médication qui consiste à exposer un malade nu aux rayons du soleil pendant un temps aussi court. Et l'on aurait grandement tort. Je vais en fournir une preuve. Lorsqu'un bacillaire suit la cure solaire chaque jour, même seulement pendant quelques minutes, on constate, au bout d'un temps variable, qu'autour des foyers pulmonaires s'est établie une congestion plus ou moins énergique. Tous les territoires périphériques, qui sont plus ou moins envahis et dont on ne soupçonnait pas l'invasion bacillaire, deviennent le siège d'une poussée congestive très manifeste. Je m'expliquerai plus tard sur ce phénomène. Je dirai pourtant qu'il faut le surveiller avec attention. Habituellement, je fais cesser toute insolation jusqu'au jour où les poumons ne présentent plus, à l'auscultation, de signes de congestion ; c'est une affaire de quelques jours. Puis, je fais reprendre les séances jusqu'à ce que les accidents reviennent.

Peu à peu, les territoires qui environnent ou avoisinent les foyers principaux sont nettoyés par les rayons solaires, et il ne reste bientôt plus à soigner que ces derniers. Ce processus est constant.

Ces congestions solaires doivent être surveillées avec soin, car elles pourraient être une cause d'hémoptysie.

Je ne crains pas les hémoptysies, parce que je n'ai jamais eu à déplorer un accident grave sur 1.000 insolations et plus, que j'ai prescrites. Mais, il est nécessaire, avant de faire une séance de cure solaire, de s'assurer qu'il n'existe pas de congestion active ou passive. Car, les chances d'une hémorrhagie grandissent en raison de l'intensité congestive, puisque l'insolation augmente l'apport du sang vers les surfaces qui en sont déjà plus ou moins gorgées.

·Avant de condamner la courte durée des temps de pose, il faut se souvenir que l'action de la lumière produit quelquefois dans la nature des effets instantanés avec une facilité remarquable, alors que pour faire le même travail, il faudrait mettre en œuvre des forces considérables et employer un temps très long.

Des expériences nombreuses, rigoureusement suivies, prouvent que l'insolation ne donne jamais de fièvre. Le thermomètre, placé sous la langue, accuse à peine une élévation de quelques dixièmes de degré. Je reviendrai sur ce sujet. Je dirai pourtant que lorsque le malade est atteint d'une poussée inflammatoire aiguë, l'insolation augmente notablement la température. D'autre part, elle réussit mal lorsque, en même temps que la tuberculose, il existe un état aigu dans n'importe quel autre organe que les poumons. On dirait qu'elle aggrave l'état général. C'est ainsi que la colonne thermométrique monte dans la tuberculose compliquée de pneumonie, d'embarras gastrique fébrile concomitant, et je suis convaincu qu'il en serait de même dans toute autre affection aiguë.

Les enfants, même très jeunes, supportent admirablement la cure solaire; lorsqu'on dépiste chez eux l'invasion bacillaire, ils guérissent très rapidement. J'ai vu des héréditaires, atteints de pleurésie suspecte, guérir en une quinzaine de séances de cinq à huit minutes de durée. Un enfant de quatre ans, entre autres, porteur d'une pleurésie gauche, de nature tuberculeuse, a guéri en vingt jours de séances quotidiennes, de six minutes de durée, sans faire aucun autre traitement. J'ai fait continuer la médication solaire pendant trois mois encore avec des intervalles de repos, et aujourd'hui, après deux ans, cet enfant n'a plus eu d'accidents. Sa mère était tuberculeuse : elle est également guérie.

Les femmes à peau blanche et fine ne doivent pas être soumises à de longues séances d'insolation : les ondes solaires pénètrent à travers leur surface cutanée avec une plus grande facilité qu'à travers celle des hommes, qui est généralement plus opaque. Il faut, en outre, prendre certaines précautions au moment des règles. Nous avons tous remarqué, en effet, qu'avant et pendant les périodes menstruelles, les tuberculeuses ont une tendance à congestionner leurs foyers pulmonaires. Quelques-unes ont même des hémoptysies. Or, il serait imprudent de les exposer au soleil à ce moment.

J'ai vu des femmes suivre la médication solaire dans les premiers mois de leur grossesse, sans en être incommodées ; mais je n'oserais pas la leur conseiller.

J'ai vu des nourrices faire assidûment leur cure solaire et en éprouver un grand bien pour elles et pour leurs nourrissons. Leur lait paraissait certainement plus riche et plus abondant. Malgré tout, je ne conseillerai jamais à une tuberculeuse d'allaiter, surtout si elle est à une phase avancée.

Généralement, les sujets blonds ou roux, quel que soit leur sexe, ont la peau plus sensible à l'insolation que les sujets bruns; une exposition au soleil un peu prolongée peut leur donner de l'érythème, tandis que la pigmentation des bruns offre un certain obstacle à l'action des rayons chimiques. Dans les régions où l'intensité calorifique et chimique du soleil atteint un degré dangereux pour l'organisme, la nature a protégé le corps humain au moyen d'un pigment très dense. Cette loi générale rend de mauvais services dans la cure solaire de nos pays, car au bout d'un temps variable d'insolations, la peau se bronze légèrement et absorbe ainsi une quantité appréciable de rayons. Tout de même, il ne faut pas trop s'en plaindre, car lorsque la pigmentation commence à se montrer, les malades sont en voie de guérison.

La plus grande objection qui m'ait été faite, soit par les malades, soit par leur famille, au début du traitement, c'est que pendant la séance d'insolation, le patient peut prendre froid. Exposer un malade qui tousse, en pleine nudité, en face d'une croisée ouverte, est bien fait pour impressionner l'entourage. Mais, on ne se rend pas compte que le corps reçoit une douche solaire de 35° à 40° et que cette température les met à l'abri d'un refroidissement quelconque. Il faut du reste que le malade soit placé de manière à être garanti contre tout courant d'air. Rien ne s'oppose enfin à ce que la chambre dans laquelle il se trouve ne soit raisonnablement chauffée. Dans nos pays, cette précaution est ordinairement inutile ; je n'ai jamais vu un insolé se plaindre du froid, pas même ceux qui font la cure solaire en plein air et en plein soleil, à condition de les mettre à l'abri du vent.

Sur notre littoral méditerranéen, d'après les observations que j'ai prises à la maison cellulaire, pour servir à certains travaux de chauffage exécutés depuis par le Conseil général des Alpes-Maritimes, il est certain qu'une chambre non chauffée, mais exposée en plein midi, conserve, la nuit, une température de 10° à 11°, même lorsque les croisées sont ouvertes. Si la chambre est habitée constamment, comme c'est le cas dans les prisons, la température peut atteindre 12°. Les cellules situées au Nord donnent naturellement une chaleur inférieure.

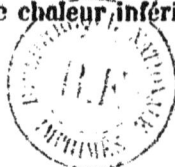

Il est donc difficile à un malade de prendre un refroidissement lorsque le soleil entre largement dans sa chambre, dont le thermomètre marque alors de 17° à 18°.

Dans certains cas apyrétiques, où le tuberculeux me paraît très épuisé, je l'expose, le corps entièrement nu, sur une chaise longue ou sur un canapé, aux rayons du soleil, pendant quelques minutes chaque jour. Ce moyen, prodigieusement énergique, m'a rendu de signalés services. Il réussit très bien chez certains neurasthéniques.

Lorsqu'un poitrinaire est atteint d'une attaque plus ou moins grave de rhumatisme musculaire ou articulaire, ce qui est commun, je n'hésite jamais, même avec de la fièvre, à lui faire prendre un bain de soleil sur les parties malades pendant quelques minutes chaque jour. Il est rare qu'au bout de cinq ou six séances, il reste encore de la douleur et du gonflement. Le rhumatisme tuberculeux se modifie, en général, très vite par l'insolation. Je ne parle pas, cela va sans dire, des rhumatismes graves, si magistralement décrits par Poncet, de Lyon, et René Leriche. Il me semble pourtant que si ces cas avaient été soignés, au début, par l'insolation méthodique, ils auraient eu beaucoup de chances pour être améliorés ou guéris.

J'ai fait quelques expériences sur les effets de l'insolation directe dans les laryngites tuberculeuses, d'après la méthode de Sorgo. Elles ont donné d'excellents résultats et je n'ai qu'à me féliciter de mes premiers essais. Cependant, je crois que le miroir laryngien ordinaire, employé par Sorgo, ne donne pas une assez grande quantité de rayons chimiques réfléchis. Je vais faire fabriquer des miroirs en argent poli qui me semblent devoir être plus efficaces.

Je suis d'avis que tout tuberculeux, même sans lésion laryngienne, doit s'astreindre à faire chaque jour, en même temps que l'insolation de la poitrine, l'insolation de son larynx. C'est un moyen préventif excellent, qui vaut tous les gargarismes et toutes les pulvérisations. Après quelques essais, les malades font eux-mêmes facilement l'insolation de leur larynx avec le miroir : il n'y a donc là aucune difficulté sérieuse.

Plus on se trouve près du début d'une laryngite tuberculeuse, plus on a de chances de s'en rendre maître. Les laryngites chroniques, comportant des ulcérations bacillaires avancées, sont au contraire difficiles à guérir.

Dans certains cas, où il existe dans les poumons des foyers tuberculeux bien limités, comme on les trouve lorsque l'insolation a nettoyé les territoires périphériques d'une lésion principale, j'emploie un appareil de concentration solaire, que j'ai fait fabriquer sur le principe de la machine de Finsen et de celle de Lortet-Genou. J'en ai donné la description détaillée dans un mémoire adressé à l'Académie de Médecine, en 1905.

Cet appareil, muni d'une lentille creuse en cristal de roche, permet de concentrer les rayons chimiques du soleil dans les lésions peu étendues et en même temps de préserver la peau de l'action des rayons calorifiques, au moyen d'une circulation d'eau froide. J'en ai retiré, dans certains cas, des services très appréciables. Mais, j'estime que son emploi ne doit pas être généralisé, car il ne trouve d'indication formelle que dans un petit nombre de circonstances.

La cure solaire n'a pas la prétention de guérir toujours et quand même tous les tuberculeux, et ce serait folie de ne pas tenir compte de la gravité et de l'étendue des lésions. Mais je suis certain que tous les cas curables sont guérissables par le soleil, dans les conditions d'application que j'ai indiquées.

Il est cependant de toute évidence que l'insolation ne peut plus défendre la machine humaine lorsqu'elle est en ruine et que ses ressorts ne peuvent plus être vigoureusement actionnés sans courir le risque de les briser tout à fait. Il faut que l'organisme puisse résister aux chocs des ondes éthérées et que ses atomes et ses molécules puissent sans danger répondre à leurs impulsions.

La statistique des malades soignés par la cure solaire n'est pas très étendue, mais elle est largement suffisante pour attirer sérieusement l'attention des médecins.

Statistique des malades soignés par la cure solaire depuis 1901.

PRÉTUBERCULOSE							1er DEGRÉ							2e DEGRÉ							3e DEGRÉ								LARYNGITE			
Âge	Sexe	Hérédité	Nombre d'insolations	Guéris	Améliorés	Morts	Âge	Sexe	Hérédité	Nombre d'insolations	Guéris	Améliorés	Morts	Âge	Sexe	Hérédité	Nombre d'insolations	Guéris	Améliorés	Morts	Âge	Sexe	Hérédité	Nombre d'insolations	Guéris	Améliorés	Stationnaires	Morts	Guéris	Améliorés	Stationnaires	Morts
														21	M	1	91	1														
														54	F	1	60	1														
							34	F	1	30			1	24	F	0	120	1			51	M	0	62		1						
							29	M	0	42	1			40	F	0	36		1													
							22	F	1	70	1			32	F	0	73			1												
							21	M	0	80	1																					
							19	M	1	30			1	26	M	1	18		1		49	M	0	86		1						
							34	M	1	110	1																					
							35	F	1	38	1																					
							20	F	0	53	1			46	M	1	49			1	23	M	0	120		1				1		
														40	M	0	40			1	21	F	0	152			1					1
							21	M	0	47	1										47	M	1	200	1							
														31	M	0	46		1		15	M	0	126		1				1		
							11	M	0	86	1																					
							32	F	0	41	1																					
							22	M	0	22			1																				
12	M	1	46	1			14	M	0	37			1																			
							21	M	0	37			1	27	M	1	49		1		11	F	0	100			1				1	
																					30	F	0	57			1					
31	F	1	70	1										26	M	0	38			1												
														4	M	0	60	1			23	F	1	40		1						
13	M	1	64	1										14	M	1	50			1	21	M	1	140	1							
6	M	1	68	1																												
17	F	1	58	1										31	M	0	71		1		50	M	1	192	1							
26	F	1	91	1										52	M	0	90		1													
							26	M	0	70			1	34	M	0	107			1												
							39	F	1	80			1								40	M	1	30		1						
														20	M	1	105			1	38	M	0	200		1				1		
																					20	M	0	200	1							
														26	M	0	90			1	27	F	1	65		1						
														43	F	1	107			1	21	M	1	90		1				1		
35	F	0	65	1										27	M	0	150	1			21	M	1	98		1						
							23	F	0	100	1			27	M	0	150	1														
							33	F	0	100	1																					
							35	F	0	93	1																					
							24	M	1	85	1																					
							19	M	0	90	1																					
							35	F	0	150	1										22	F	0	46			1					
32	M	1	70	1																	23	M	1	60			1					
31	M	1	69	1																	45	F	1	60			1					
																					26	M	0	70		1						
			Total 9	0	0					Total 16	7	0					Total 8	12	1					Total 4	11	3	4	1	5	0	4

Les tableaux que je viens d'exposer me dispensent de tout com-
mentaire.

Constitution de la matière.

Dès la plus lointaine antiquité, les philosophes se sont préoc-
cupés de la constitution de la matière.

La substance primitive, active et organisable, était liquide pour
Thalès de Milet (640 avant J.-C.), aérienne pour Anaximène
(Vᵉ siècle avant J.-C.), ignée pour Héraclite d'Ephèse (540 à 480
avant J.-C.). Pour eux, point de création ; le monde était un per-
pétuel devenir. C'est le monisme dynamique des ioniens.

Deux branches philosophiques naquirent de ce monisme dynamique : toutes deux sont atomistes. De la mobilité relative des
corps, ces écoles philosophiques conclurent que la substance
cosmique ne peut être continue ; elle devait être numériquement
multiple, constituée par conséquent de parties élémentaires indé-
pendantes et individualisées. L'atomisme était donc inclu logique-
ment dans le monisme dynamique des ioniens.

1ʳᵉ Branche : l'atomisme de Leucippe (Vᵉ siècle avant J.-C.),
développé par Démocrite, son élève (Vᵉ siècle avant J.-C.), accorde
à l'atome la force motrice. Ce dernier conçoit en même temps
l'idée de la nature vibratoire de la chaleur, de la lumière et de tous
les phénomènes sensibles. C'est l'école moniste.

2ᵉ Branche : Avec Anaximandre (610-547 avant J.-C.) et Epicure
(341-270 avant J.-C.), le dynamisme des ioniens aboutit à l'atome
inerte avec la force indépendante. C'est l'école dualiste.

Pendant vingt-cinq siècles, les sciences physiques sont restées
dans l'hypothèse des atomes inertes, solides, de volume et de
figure fixes. C'était la conception d'Epicure, vulgarisée par Lucrèce
(95 avant J.-C., 51 après J.-C.), dans son poème *de Natura rerum*,
conception expliquant l'origine et la formation du monde et de tous
les phénomènes. Lucrèce, en exposant le système des atomes, qui
a été transmis aux modernes, n'a été qu'un vulgarisateur des idées
d'Epicure, mais un vulgarisateur de génie.

Aujourd'hui, l'idée de poids est inséparable des éléments cons-
titutifs de la matière.

Si l'on considère la matière comme formée d'une substance continue, il faut exclure l'idée de nombre, pour la soumettre aux lois de la mesure ; si l'on considère la matière comme grandeur discontinue, elle est fatalement soumise à la loi du nombre.

Actuellement, deux théories sont en présence : la théorie mécaniste et physico-chimique, qui offre de nombreuses contradictions sur le volume, la masse, etc., mais qui considère la matière comme constituée d'atomes inertes, la force était indépendante, selon les hypothèses d'Anaximandre, d'Épicure et de Lucrèce ; la théorie moniste, qui considère la matière comme constituée d'atomes, mais d'atomes centres de force, et qui relève des conceptions de Leucippe et de Démocrite. Parmi les défenseurs de cette théorie, il faut citer Boscovich, Clémence Royer et Gustave Le Bon.

Cependant, des observations et des expériences nombreuses ont apporté des notions plus étendues et d'une valeur scientifique plus rigoureuse que celle des anciens. L'étude des mouvements tourbillonnaires des fluides matériels, liquides ou gazeux, est venue donner un crédit moins philosophique aux anciennes hypothèses. Les recherches de Bjerkness et de Weyher, en particulier, ont démontré que l'on peut produire avec eux tous les phénomènes d'attraction et de répulsion.

Aujourd'hui, on considère la matière comme composée d'atomes animés de mouvements tourbillonnaires et vibratoires prodigieusement rapides. Ces mouvements se font dans les corps, au milieu d'espaces vides occupés par l'éther qui pénètre tout : la preuve en est immédiatement fournie par ce fait certain que la matière est compressible. On a cru pouvoir démontrer, en outre, avec une grande vraisemblance, la divisibilité de la matière en atomes par la transformation des corps solides en liquides et des liquides en gaz sous l'influence de la chaleur, par la compression qui ramène les gaz ou les vapeurs à l'état liquide et à l'état solide, par la dilatation des uns et des autres lorsqu'ils sont même légèrement chauffés, par la conduction variable de la chaleur et de l'électricité à travers les solides, par la radiation et par les phénomènes de diathermancie, par les vibrations à distance, par l'électrolyse des solutions salines, par l'action chimique des rayons violets et ultra-violets, enfin par la radio-activité du radium, de l'uranium, du thorium et généralement de tous les corps répandus dans la nature.

Quel que soit son état apparent, solide, liquide, vapeur ou gaz, la matière serait formée d'une réunion d'atomes qui se tiendraient entr'eux dans un merveilleux équilibre. Cet équilibre qui nous donne l'illusion de la stabilité est, de toutes les hypothèses

atomiques, la plus séduisante. Il serait dû plus pa....culièrement
aux mouvements tourbillonnaires qui animent les atomes, de
même qu'une toupie d'enfant se tient sur sa pointe tant qu'elle
tourne, de même qu'une bicyclette se maintient droite tant qu'elle
roule. De là, d'après Armand Gautier et d'après Bénard, les phénomènes d'attraction et de répulsion; de là encore les fuites possibles
par la tangente, selon les forces qui agissent sur les édifices atomiques. D'autre part, la poussée de l'éther, la pression atmosphé
rique, la température, jouent certainement un rôle important dans
la cohésion ; il en est probablement de même de l'électricité.

La molécule, plus volumineuse, est formée théoriquement d'un
nombre variable d'atomes : elle serait animée, elle aussi, de mouvements tourbillonnaires et vibratoires, mais distincts. Entre
chaque molécule existerait, conséquemment, un espace vide rempli
par l'éther et les mêmes lois de stabilité et d'équilibre régiraient
atomes et molécules.

Ainsi, tout se meut, tout vibre, depuis la roche, en apparence
immobile, jusqu'aux êtres organisés. Le mouvement est partout et
en tout, le repos nulle part.

Le mouvement giratoire des atomes et des molécules paraît
prouvé par l'état d'équilibre et de stabilité de la matière.

Le mouvement vibratoire semble démontré par une multitude de
faits dont nous sommes tous les jours les témoins. C'est ainsi que
les carreaux de vitre résonnent aux sons des orgues, qu'une cloche
rend une note musicale quand on vocalise auprès d'elle, que le
diapason fait entendre le *la*, lorsque le piano, le violon donnent la
même note. Tout le monde connaît le cas de la flamme chantante,
qui répond à la voix, quand le ton de la voix correspond au ton de
la sienne.

Dans tous ces exemples, les ondes sonores des orgues, de la
voix, du piano, du violon, ont transmis le mouvement aux atomes
des vitres, de la cloche, du diapason ou de la flamme. Mais, pour
obtenir ce résultat, il a fallu que le mouvement des ondes fût synchrone avec les vibrations atomiques ou moléculaires. Des tons
plus élevés ou plus bas n'auraient en aucune façon mis en branle
ces vibrations. Règle générale, qui n'admet aucune exception, s'il
faut en croire Tyndall, les ondes éthérées ne peuvent exciter les
vibrations des atomes ou des molécules, si leur période de mouvement ne coïncide pas avec les périodes vibratoires de ces atomes
ou de ces molécules. Ce phénomène a une importance capitale en
mécanique atomique ou moléculaire.

Cette question est assez importante pour que je doive insister.
Tyndall a démontré que l'iode arrête les rayons lumineux et laisse

passer les rayons calorifiques. « Il n'y a entre la lumière et la chaleur rayonnante qu'une différence de période : les ondes de l'une sont courtes et se répètent rapidement, tandis que les ondes de l'autre sont longues et se succèdent lentement. Les premières sont interceptées par l'iode et l'iode laisse passer les autres. Pourquoi ? Je crois qu'il n'y a ici qu'une réponse à donner, c'est que les ondes interceptées sont les ondes dont les périodes d'oscillation coïncident avec celles qui peuvent être communiquées aux atomes de la dissolution d'iode. Les ondes transmettent le mouvement aux atomes qui sont synchrones avec elles. » (*La chaleur, mode de mouvement. Tyndall.*)

Lorsque l'on fait vibrer une corde convenablement tendue, notre nerf acoustique n'entend que les vibrations moyennes, mais il n'entend ni celles qui sont trop rapides ni celles qui sont trop longues. C'est que les atomes nerveux ne vibrent pas à l'unisson des vibrations extrêmes de la corde, et par suite ne perçoivent ni les sons trop aigus ni les sons trop graves. D'autre part, notre rétine ne voit ni les rayons obscurs calorifiques ni les rayons obscurs actiniques : elle n'est organisée que pour être impressionnée par les rayons moyens. C'est que ses atomes ont des vibrations qui coïncident seulement avec les oscillations des ondes lumineuses ; celles de l'infra rouge sont trop lentes, et celles de l'ultra violet trop rapides.

Tous les phénomènes de diathermancie, que Melloni étudia le premier, sont susceptibles des mêmes interprétations, soit que les corps examinés soient solides ou liquides, ou gazeux. Mais, ils démontrent encore que les atomes de substances différentes ont des périodes de vibration différentes, et qu'ils offrent aux diverses forces des résistances variables. Un atome peut être plus difficile à faire vibrer qu'un autre atome, et un groupe d'atomes oscillants d'ensemble produira un ébranlement plus grand qu'un atome unique sur l'éther ambiant.

Dans les corps composés, la molécule, construite d'atomes divers et par conséquent de périodes différentes et de résistances différentes, pourra changer de vitesse dans ses vibrations et opposer aux forces excitatrices une plus grande inertie que si ses atomes avaient des mouvements uniformes. Quand on chauffe une spirale de platine par un courant électrique de plus en plus intense, selon la méthode de Draper, on produit des vibrations de plus en plus rapides. On voit alors l'éther sulfurique devenir plus opaque pour la chaleur et l'éther formique moins opaque. L'atome d'oxygène, possédé par l'éther formique en plus de l'éther sulfurique, le rend plus long à entrer en vibration. (Exp. de Tyndall.) Le brome et le chlore sont dans le même cas par rapport à l'acide bromhydrique et à l'acide chlorhydrique.

Certains corps ne sont transparents que pour certains rayons du spectre : ce sont les corps colorés. Leurs atomes absorbent tous les rayons qui ne sont pas de leur couleur, et c'est du reste pour cette raison que ces substances sont colorées.

Les atomes ne paraissent pas toujours arrangés dans la matière de façon à permettre aux ondes de l'éther de circuler librement dans leurs intervalles. Il existe quelquefois des assemblages de ces particules tellement compliqués qu'elles forment un dédale inextricable. C'est ainsi que dans certains cristaux, entre autres le cristal de quartz, les ondes éthérées passent facilement selon l'axe longitudinal et avec la plus grande difficulté, selon l'axe transversal. De La Rive et De Candolle ont démontré qu'il en était de même pour le bois eu égard aux ondes calorifiques.

Les expériences de de La Rive et de Candolle ont conduit Tyndall à faire des recherches non seulement sur les végétaux, mais aussi sur les tissus des animaux, particulièrement sur les muscles. Or, il résulte de ses études que les atomes de la matière animale sont à tel point entremêlés qu'ils laissent difficilement passer les ondes caloriques, soit de l'extérieur à l'intérieur, soit de l'intérieur à l'extérieur. C'est évidemment la même loi qui protège les animaux et les végétaux.

Tyndall ne s'est occupé que des tissus morts. Mais, l'organisme vivant est un foyer de chaleur, dont on connaît la température approchée chez l'homme et qui est alimenté par des réactions chimicophysiques intenses et complexes. Il est hors de doute que le protoplasma humain, comme le protoplasma végétal, offre une notable résistance au passage des ondes calorifiques, puisque le corps vivant ne se met jamais en équilibre de température avec son ambiance. L'organisme emploie au surplus d'autres moyens de défense contre le rayonnement et contre l'absorption de la chaleur : mais leur étude sort de mon sujet.

· Dans les quelques observations que je viens de donner, j'ai voulu, pour la clarté de mon travail, exposer la théorie atomique des philosophes et des physiciens, et mettre en lumière les mouvements tourbillonnaires et vibratoires qui concourent à tenir en équilibre les atomes et les groupes d'atomes dans la matière ; j'ai voulu insister sur leurs périodes de vibrations qui nous donneront la clef de certains faits mal connus, placés sous la dépendance des rayons solaires ; j'ai voulu montrer, après Tyndall et W. Thomson, que les atomes animés d'oscillations et de vibrations permanentes reçoivent des impulsions d'intensité et de fréquence variables, sous des influences diverses ayant leur source principale dans les mouvements de l'éther; j'ai voulu surtout préparer le lecteur à considérer que beaucoup de phénomènes vitaux sont régis par la mécanique atomique.

Jusqu'à nos jours, l'atome a été considéré comme l'ultime particule indestructible de la matière, d'où est né le principe fondamental : rien ne se crée, rien ne se perd. Or, quelques hommes de science, en s'appuyant sur des expériences anciennes mal interprétées et sur des faits nouveaux, semblent s'orienter vers des idées opposées et affirment que si rien ne se crée, tout se perd. L'éternité de la matière est mise en péril.

Le premier fait est la découverte, par Davy, de la dissociation des composés chimiques par l'électrolyse. Cette découverte, complétée depuis par Faraday, a une importance capitale, on peut même dire décisive, puisque la matière est décomposée dans cette expérience en ions d'électricités contraires. Elle a conduit progressivement, dit G. Le Bon (*Evolution de la matière*), à la théorie de l'électricité atomique et à l'influence prépondérante que jouent les éléments électriques dans les réactions chimiques et les propriétés des corps.

Au siècle dernier, Crookes, l'illustre physicien anglais, à la suite d'expériences électriques bien connues, émit l'opinion qu'il existait un quatrième état de la matière, l'état radiant. Plus tard, Roentgen, observant mieux que ses devanciers, sut découvrir dans les tubes de Crookes des rayons inconnus, X, qui portent son nom.

Presque en même temps, Becquerel découvrait les radiations de l'uranium et du thorium; Curie et sa femme, celles du radium.

J.-J. Thomson, Rutherford, G. Le Bon, étudièrent d'autres corps et trouvèrent de la radio-activité plus ou moins intense chez tous ; ce qui permit à G. Le Bon d'affirmer que la radio-activité était un phénomène universel dans la nature.

L'auteur de l'*Evolution de la Matière* prouvait enfin, un peu plus tard, que les ions positifs et négatifs de Faraday, les rayons cathodiques de Crookes, les rayons de Roentgen, les radiations de Becquerel, celles de Curie et généralement toutes les radiations radio-actives n'étaient qu'une seule et même chose, c'est-à-dire des particules infinies de matière, en état plus ou moins avancé de dématérialisation. L'atome ne serait donc pas indestructible.

Je n'ai pas le dessein d'étudier la radio-activité, mais je dois cependant indiquer certaines observations utiles à ce travail.

Rutherford et Curie, qui ont étudié de très près les corps radio-actifs ont reconnu que leurs radiations étaient de trois ordres :

les rayons α, les rayons β et les rayons γ. Les premiers seraient des rayons positifs, comptant pour 99 % dans l'émission radio-active, impressionnant à peine les plaques daguerriennes, ayant une faible vitesse, le 10ᵉ de la lumière, et par conséquent un faible pouvoir de pénétration : ils sont arrêtés par une simple feuille de papier. Les rayons β ne comptent dans l'émission radio-active, avec les rayons γ, que pour 1 % : ce sont les électrons négatifs identiques aux rayons cathodiques. Ils jouissent d'une vitesse énorme, 33 % ou même 96 % de celle de la lumière selon leur phase de dématérialisation, d'après G. Le Bon. Ils impressionnent énergiquement les plaques photographiques. Les rayons γ, enfin, sont identiques aux rayons X et ont une vitesse considérable ; par suite, ils possèdent un très grand pouvoir de pénétration. Sous l'influence d'un choc, ils se dédoublent en rayons secondaires, ces derniers, sous la même influence, se dédoublent en rayons de troisième ordre, et ainsi de suite ; tous jouissent des mêmes propriétés et tous réduisent énergiquement les sels d'argent.

Des corps radio-actifs partent encore des particules, sorte de poussière d'atomes, que l'on a désignées sous le nom d'émanation. Ce serait, d'après Rutherford, un gaz matériel, qui se transformerait en rayons X, puis en rayons β et enfin en rayons γ, avant de disparaître dans l'éther. L'émanation jouit des mêmes propriétés que les corps radio-actifs, mais éphémères.

Comme conclusion, l'atome est destructible et il se composerait d'atomuscules électriques, qui, à leur tour, seraient animés de mouvements tourbillonnaires et vibratoires fantastiquement rapides. C'est l'opinion de G. Le Bon et de Larmor.

L'étude des atomes comporterait des développements beaucoup plus étendus ; mais il me suffit d'avoir exposé ces quelques observations pour jeter quelques clartés sur la thérapeutique solaire, dont j'ai le dessein de m'occuper.

La lumière solaire agent physico-chimique.

La théorie ondulatoire de Fresnel admet que les espaces inson-
dables de l'univers sont remplis d'une substance prodigieusement
ténue, d'une rigidité formidable, sans poids et sans forme : c'est
l'éther. Nous avons déjà vu qu'il joue un rôle important dans la
théorie atomique.

La lumière du soleil, d'après les hypothèses fécondes du physicien français, ne serait qu'une sensation produite sur la réine
par un mouvement particulier de l'éther. Ce ne serait donc pas
une entité physique, pas plus du reste que le son, qui, lui aussi,
serait une sensation des nerfs acoustiques impressionnés par les
vibrations de l'air. Pour l'aveugle, la lumière n'existe pas ; pour
le sourd, le son n'existe pas davantage. Il n'y a de réel que les
mouvements de l'éther et les vibrations des molécules aériennes.

Sous l'influence du soleil, à travers les espaces infinis, l'éther
est mis en mouvement, et ce mouvement se traduit pour arriver
jusqu'à nous sous forme d'ondes animées de vibrations transver-
sales extrêmement rapides. Mais ces ondes ne sont pas toutes de
même longueur et ne vibrent pas uniformément : les unes sont
longues et vibrent lentement, les autres sont courtes et vibrent
rapidement. On comprend du reste que le nombre des oscillations
doive être inversement proportionnel à la longueur des ondes,
puisque les mouvements éthérés impressionnent en même temps
notre rétine.

Ce sont ces vagues éthérées que nous appelons rayons solaires.
La lumière blanche est composée de sept rayons colorés. En sorte
que telle longueur d'onde animée d'un nombre constant de vibrations nous donne invariablement la sensation d'une même couleur.
Ces sept rayons composants de la lumière blanche constituent le
spectre lumineux de Newton ; ils répondent aux couleurs : violet,
indigo, bleu, vert, jaune, orangé, rouge.

Nous savons, depuis Leslie et depuis Wollaston, qu'en deçà de
l'extrémité rouge du spectre de Newton existe un autre spectre
de rayons obscurs, connu sous le nom de spectre infra rouge, et
qu'au-delà de l'extrémité violette, on a constaté la présence d'un
autre spectre de rayons obscurs, connu sous le nom de spectre
ultra-violet. Le premier, l'infra rouge, est caractérisé par des ondes
plus longues et des vibrations moins rapides que celles des rayons
rouges, le second, l'ultra-violet, est caractérisé par des ondes

moins longues et des vibrations plus rapides que celles des rayons violets.

Le tableau suivant va rappeler à notre mémoire les calculs faits par les physiciens sur la marche des rayons solaires dans l'espace :

Rayons.	Longueurs d'ondes en millimètres de microns.	Vibrations par secondes en trillions.
Ultra-violet	au-dessous de 392	au-dessus de 700
Violet	de 392 à 408	— 700
Indigo	de 431 à 449	— 668
Bleu	de 457 à 500	— 631
Vert	de 500 à 544	— 595
Jaune	de 562 à 583	— 544
Orangé	de 600 à 660	— 511
Rouge	de 663 à 698	— 484
Infra rouge..........	au-delà de 698	au-dessous de 484

Sans entrer dans les détails oiseux de calculs difficiles, nous pouvons constater tout de même que l'éther en mouvement possède une énergie cinétique d'autant plus puissante que sa vitesse est plus grande, et sa vitesse dans le cas de la lumière est d'environ 308,000 kilomètres à la seconde. La lumière, c'est-à-dire le mouvement éthéré qui produit la lumière, est une force, et si nous en jugeons par les effets que nous constatons à la surface de notre globe, c'est une force colossale. « Les rayons du soleil, a dit Herschel, sont la source dernière de presque tous les mouvements qui ont lieu à la surface de la terre. » Lorsque Tyndall parle de la prodigieuse puissance dynamique contenue dans les mines de houille, il explique que ce sont des rayons de soleil sous forme potentielle. « Il faudrait, ajoute-t-il, cent huit millions de chevaux, travaillant jour et nuit pendant un an, sans désemparer, pour faire un travail équivalent à l'énergie que le soleil a développée, aux époques carbonifères, en formant le charbon extrait de nos puits en une année. »

Si nous considérons les mouvements éthérés divers qui composent la lumière blanche, nous voyons de grandes différences et dans leurs longueurs d'ondes et dans le nombre de leurs vibrations. Cette différence constitue nécessairement des forces d'une puissance différente : chaque rayon possède en effet une énergie dynamique propre en rapport avec ses longueurs d'onde et la quantité de ses vibrations à la seconde. C'est dans le domaine atomique et moléculaire que s'exerce cette énergie, soit qu'il s'agisse de détruire la cohésion des atomes ou des molécules qui composent les corps, soit au contraire, qu'il s'agisse de souder ensemble ces mêmes éléments selon des attractions nouvelles et des équilibres nouveaux.

Les forces qui résultent des mouvements de l'éther ne manifestent pas seulement leur puissance sur la matière inanimée, mais aussi sur la matière organisée, et c'est dans leurs effets physico-chimiques qu'il faut chercher les raisons thérapeutiques de toute médication solaire.

Dans la cure solaire appliquée au traitement de la tuberculose pulmonaire, j'ai utilisé tous les rayons de la lumière blanche agissant d'ensemble. C'est ainsi, je crois, qu'en employant toutes les forces solaires on peut agir avec une plus grande puissance sur l'organisme humain. Car, si nous ne connaissons pas les effets de chaque rayon coloré en particulier, il est tout de même probable que chacun exerce une influence spéciale sur nos fonctions.

En dehors des ondes à grandes longueurs et à vibrations lentes que l'on a dénommées calorifiques, et des ondes à courtes longueurs et à vibrations rapides, ayant des propriétés chimiques caractéristiques, on n'a fait que quelques expériences peu concluantes sur les rayons orangés, jaunes et verts. Je vais donc étudier les rayons visibles et obscurs de l'extrémité rouge du spectre solaire, et les rayons visibles et obscurs de l'extrémité violette du même spectre, dans leurs applications mécaniques et physico-chimiques aux tuberculeux.

Extrémité rouge du spectre solaire.

Nous venons de voir la longueur des ondes et le nombre de vibrations de ces ondes, soit dans l'extrémité rouge du spectre, soit dans l'infra rouge. Mais, il existe encore des longueurs d'ondes beaucoup plus grandes : elles se trouvent dans le spectre obscur. Desains et Curie ont déterminé la dispersion d'un prisme de sel gemme jusqu'à 7 μ, Langley est allé avec le bolomètre jusqu'à 22 μ, et Rubens jusqu'à 70 μ : c'est pour le moment la limite extrême. On ne connaît pas l'action de ces vagues éthérées dans la nature. G. Le Bon nous a seulement appris que ces rayons, auxquels il donne le nom de *lumière noire* possèdent un très grand pouvoir de pénétration.

La prodigieuse vitesse des ondes lumineuses et obscures de l'extrémité rouge du spectre leur donne une puissance mécanique incroyable.

Une de leurs propriétés caractéristiques, la plus importante, est d'imprimer aux groupes d'atomes, qui forment les corps, un mouvement tel; qu'il affaiblit d'abord la cohésion et la détruit ensuite. Il écarte les molécules les unes des autres, sans modifier leur essence, leur fait occuper un plus grand espace, et les libère définitivement de leur attraction réciproque. Ce mouvement communiqué constitue la chaleur : de là le nom de rayons calorifiques donné à ces ondes de l'éther.

La lumière est un mouvement de l'éther ; la chaleur est un mouvement des molécules de la matière communiqué, dans ce cas particulier, par le choc de l'éther.

Lorsque des ondes rouges lumineuses ou obscures viennent frapper la cuvette d'un thermomètre, le mercure ou le liquide qu'elle contient monte dans la colonne de verre. La force impulsive de ces ondes a produit de la chaleur qui s'est transformée en travail, lequel travail est devenu du mouvement moléculaire ; la force de cohésion qui retenait les molécules du mercure ou du liquide a été partiellement vaincue ; de là cette propulsion dans l'intérieur de la colonne thermométrique. Si les ondes rouges lumineuses ou obscures continuaient leur action, le mouvement calorifique tendrait à lutter de plus en plus contre la cohésion et l'écartement des molécules deviendrait tel que la colonne de verre éclaterait.

Il faut ajouter que Tyndall nous a enseigné qu'un travail moléculaire n'éteignait que les rayons calorifiques utiles. C'est ainsi que d'un faisceau de ces rayons tombant sur un bloc de glace, une portion seulement est transformée en travail, tandis que l'autre portion traverse la glace et va se perdre inutilisée dans l'espace. Aussi, les rayons lumineux ou obscurs de l'extrémité rouge du spectre qui sortent de ce bloc de glace ont-ils une intensité inférieure à celle qu'ils possédaient au moment de leur entrée.

Il faut noter encore que tous les corps ne se laissent pas influencer également par les rayons rouges et infra rouges. Quelques-uns, même, comme le verre, sont indifférents. C'est que, dans ce dernier cas, les molécules ont une période de vibrations différentes de celles des ondes calorifiques.

Lorsque les ondes lumineuses ou obscures de l'extrémité rouge du spectre frappent le corps humain, la peau et le protoplasma opposent par leur texture atomique une certaine résistance à leur pénétration, mais une résistance insuffisante. Pourtant, dans cer-

taines circonstances, ces rayons pourraient être dangereux lorsqu'ils sont d'une intensité trop énergique. Et, chose remarquable,
ils produisent alors eux-mêmes une action compensatrice salu-
taire : la surface cutanée se couvre des liquides de la transpiration,
lesquels en s'évaporant refroidissent la peau et lui font en même
temps comme un coussin protecteur. Nous savons, au surplus,
que si l'eau est transparente pour la lumière, elle est opaque pour
la chaleur. Il s'ensuit que si les rayons rouges lumineux peuvent
traverser assez facilement le corps malgré la perspiration continue
qui se dégage à sa périphérie, les rayons calorifiques obscurs,
qui sont de beaucoup les plus puissants, sont arrêtés dans
d'énormes proportions précisément par cette même perspiration.
Il ne passerait même aucun de ces rayons obscurs, si l'eau que
la peau excrète, au lieu d'être une solution de sels divers, était
assez pure, pour être comparable à de l'eau distillée.

Il est légitime de penser que les effets que nous avons vu se
produire sur un thermomètre par les rayons de l'extrémité rouge
du spectre seront, sinon les mêmes, du moins approchés, lorsque
ces mêmes rayons tomberont sur les tissus de notre organisme, à
condition toutefois que les vibrations des atomes de ces tissus
soient synchrones avec les périodes vibratoires des ondes éthérées.
Or, ce synchronisme existe. Lorsque nous nous trouvons sur le
passage de ces ondes, notre surface cutanée nous en avertit par la
sensation de chaleur que nous éprouvons. Si au lieu de cet ordre
de mouvement, nous recevions sur la peau des rayons bleus ou
violets, nous n'en ressentirions aucun effet, car nos atomes cuta-
nés ne vibrent pas à leur unisson. C'est donc que nos nerfs sensitifs du toucher sont moléculairement constitués pour être
impressionnés par les ondes des rayons rouges et infra-rouges.
La chose ne peut être douteuse, car si nous raisonnons par analogie, nous voyons que les rayons de certaines longueurs d'ondes,
à l'exclusion des autres, ont le pouvoir d'impressionner la rétine,
et que dans le domaine de l'acoustique, certaines vibrations, à
l'exclusion des autres, ont le pouvoir d'impressionner les nerfs
de l'ouïe.

En conséquence, un des premiers effets de l'exposition aux
rayons solaires sera de communiquer aux atomes et aux groupes
d'atomes des nerfs sensitifs périphériques le mouvement qui
anime les ondes rouges et infra-rouges. Et ce mouvement sera
d'autant plus énergique que l'intensité lumineuse sera plus puissante.

De proche en proche le mouvement se propage jusqu'au cerveau, probablement à la manière de la marche des ondulations du

son. Il doit se passer dans les molécules du tissu nerveux un mouvement vibratoire comparable aux vibrations produites par un choc à l'extrémité d'un madrier en bois. Le moindre coup, en effet, ébranle successivement toutes les molécules ligneuses, et en appliquant l'oreille à l'autre extrémité, on entend distinctement le choc donné.

De la sorte, le courant vibratoire s'établit rapidement jusqu'aux centres conscients, mais pas assez rapidement pour que la sensation soit instantanée. (*Pitres et François Franck.*) C'est même pour cette raison que je penche plutôt vers la théorie vibratoire que vers la théorie électro-magnétique que l'on tente d'introduire dans la science pour expliquer le transport de l'impression au cerveau. Car la marche des électrons, presque aussi rapide que celle de la lumière, ne permettrait pas d'apprécier la distance de l'impression à la sensation.

Dans ce phénomène physiologique, il doit se produire un mouvement moléculaire de la périphérie aux centres nerveux, puis un mouvement inverse des centres à la périphérie, quelque chose de comparable à l'expérience connue de l'écho. Parmi toutes les théories invoquées pour expliquer la marche des impressions reçues, il semble que la théorie mécanique doit occuper une place importante. A mon point de vue, tous les actes réflexes ont une analogie frappante avec l'écho.

Ce mouvement moléculaire paraît d'autant plus probable que nous rapportons les sensations non au cerveau, mais au point même de la surface cutanée, où nous avons reçu l'impression.

Il faut remarquer que dans ce phénomène il y aurait transformation de force ; les ondes rouges et infra-rouges qui progressent par ondulations à la manière des rides d'un lac, céderaient leur mouvement aux atomes et aux molécules du tissu nerveux qui se déplaceraient à la manière des ondes du son. Il faut noter également que le fait du transport de l'impression au cerveau et du retour de la sensation au point précis de l'impression cadre mieux avec la théorie de Fresnel qu'avec la théorie électrique de Maxwell.

Mais, si jusqu'ici, notre esprit ne voit pas de sérieuses difficultés d'interprétation dans la marche du phénomène le long d'un nerf, il n'en est plus de même au centre du cerveau, où les cellules constituent un inextricable réseau. Les cellules nerveuses sont reliées entre elles par des prolongements et il est probable que le mouvement initial se propage de l'une à l'autre précisément au moyen de ces neuro-fibrilles, ou peut-être par les atomes qui composent la substance grise. Mais, il est impossible de le suivre dans ce dédale compliqué, où sous l'influence d'une seule impression s'élabore la sensation, le mouvement réflexe ou volontaire de la vie de relation et le mouvement obscur de la vie de nutrition. Mais, il faut retenir des expériences nombreuses des physiologistes, qu'il existe, entre les différentes parties du système nerveux central, des rapports de subordination, de telle sorte qu'une simple impression d'un de nos sens met en activité non seulement notre sensibilité, mais active le mouvement fonctionnel de tous nos organes. Cela est tellement vrai que l'un de nos appareils ne saurait être soumis à une activité exagérée, selon la remarque de François Franck, sans que le fonctionnement régulier de tous les autres soit compromis d'une façon plus ou moins sérieuse et durable. Cette influence exercée par l'excitation de nos nerfs sensitifs sur les autres nerfs de l'organisme auxquels d'autres fonctions sont dévolues est un phénomène extrêmement remarquable et qui doit être particulièrement noté dans le cas spécial qui nous occupe.

Disons encore que le choc des ondes éthérées de l'extrémité rouge du spectre n'agit pas seulement sur le système nerveux périphérique, il agit aussi sur les nerfs à l'intérieur même de l'organisme, où, comme je l'ai indiqué, les rayons solaires pénètrent. Toutefois, nous n'en sommes pas prévenus comme lorsque ces rayons tombent sur notre surface cutanée, leur action ne se révèle que par des signes particuliers, dont je m'occuperai plus tard.

Il est enfin un troisième mode d'action, c'est l'impression des rayons rouges visibles sur la rétine. Cette action est probablement plus importante qu'on ne serait tenté de le croire, si l'on en juge par l'excitation prodigieuse qu'elle produit chez certains animaux devant lesquels on brandit des étoffes rouges.

. Lorsqu'on expose le corps nu aux rayons solaires, les ondes éthérées qui répondent aux rayons rouges et infra-rouges actionnent les atomes et les molécules du système nerveux tout entier avec une énergie d'autant plus grande que l'intensité solaire est plus puissante. Les cellules cérébrales, par suite, fonctionnent avec une plus grande activité, et comme tout l'organisme est sous la dépendance du cerveau, tous les organes suivent l'impulsion donnée. La machine humaine est alors plus énergiquement mise en mouvement.

Le premier effet ressenti par le bacillaire exposé au soleil est un sentiment de bien-être. Dès la première insolation, les malades éprouvent la sensation que leur organisme fonctionne mieux, et, si l'on n'avait pas la précaution de limiter le temps de la séance, ils en abuseraient volontiers. A proportion que les insolations sur le corps nu se répètent, les malades se colorent, leur habitus extérieur s'améliore, leurs forces se relèvent, l'appétit revient, le cœur bat plus énergiquement, la respiration se fait mieux, les digestions sont moins languissantes, le sommeil est meilleur. Au début, malades et familles n'acceptent pas l'insolation sans quelque inquiétude et sans méfiance, mais dès qu'ils ont essayé, les effets en sont tellement satisfaisants qu'ils attendent l'heure des séances avec impatience. C'est qu'en effet la machine humaine est activée dans ses moindres ressorts : tout marche avec plus d'aisance. C'est un fait réellement remarquable.

Peu à peu, le nombre des globules rouges du sang affaibli par l'anémie dont souffrent tous les tuberculeux, augmente et tend à se rapprocher de la normale. D'autre part, on constate que le chiffre des leucocytes progresse et que par suite le pouvoir phago-cytaire des malades devient de plus en plus grand. Il est vrai que cette augmentation leucocytaire est de règle dans tous les cas infectieux et qu'elle est un mode de défense naturel de l'organisme. Mais si l'on ne peut assurer d'une manière certaine que la multiplication des cellules polynucléaires est sous la dépendance seule de l'insolation des poitrinaires, il est légitime de penser qu'elles bénéficient du relèvement général de l'organisme et qu'elles acquièrent une énergie en rapport avec le meilleur fonc-tionnement des organes. C'est là un fait intéressant à connaître, car il est démontré que les phagocytes affaiblis sont généralement vaincus par les microbes qu'ils ont à combattre.

Sous l'influence de cette poussée organique, les malades pren-nent de l'embonpoint, preuve évidente de leur amélioration pro-gressive. J'ai vu des malades augmenter de deux et même trois kilogrammes dans un mois, sans faire la suralimentation, dont je suis un adversaire déclaré. Mon expérience m'a démontré que l'accroissement de poids est un signe favorable de pronostic. Tout tuberculeux qui augmente de poids est guérissable. Mais, chacun de nous a rencontré des malades porteurs de lésions légères en apparence et qui cependant maigrissaient sans cesse, malgré les régimes les mieux appropriés et l'hygiène la mieux comprise. Ceux-là sont voués à une mort certaine, souvent rapide, et la cure solaire ne semble pas les améliorer : c'est à peine si elle paraît leur donner un peu de survie. C'est que la virulence des toxines n'est pas toujours en rapport avec l'étendue des lésions. Il arrive aussi quelquefois que les lésions ne sont pas exclusivement loca-lisées dans les poumons et que d'autres organes, souvent éloignés, souffrent d'infection bacillaire insoupçonnée.

Dans la grande majorité des cas, l'augmentation de poids est la règle. Il est naturel de supposer pourtant que, lorsqu'il ne reste plus de ressources, l'organisme est destiné à sombrer. Malgré tout, de l'étendue des lésions et de la gravité de l'infection, il ne faut pas toujours conclure à une fin fatale : j'ai vu des cas extrêmement graves remonter le courant sous l'influence de la médication solaire. J'en conclus qu'il ne faut jamais désespérer.

Comme preuve nouvelle du meilleur fonctionnement de l'organisme, je dois signaler la disparition rapide des sueurs nocturnes. Sur un nombre élevé de malades en traitement actuel, aucun d'eux ne présente plus ce symptôme débilitant. Je crois qu'il y a dans ce résultat deux causes également énergiques : l'intervention des rayons de l'extrémité rouge, et celle des rayons de l'extrémité violette; les premiers agissant comme toniques, les seconds comme antiseptiques.

Une autre preuve de l'action tonique des rayons solaires, c'est le retour des menstrues chez les tuberculeuses aménorrhéiques. nous avons tous constaté, quel que soit du reste le traitement adopté, que toutes les fois qu'une poitrinaire s'améliore, on en est aussitôt prévenu par le retour de la périodicité menstruelle. J'ai vu des malades, parvenues à la période des grandes cavernes, devenues aménorrhéiques, revoir leurs règles presque comme en état de santé. Malheureusement, dans les cas désespérés, ce symptôme favorable ne persiste pas longtemps. Mais, tant qu'il dure, il est le signe d'une grande amélioration et la guérison est possible. Dès qu'il s'arrête, on constate une aggravation.

Il est oiseux de rappeler à la mémoire que tous les mouvements de la vie de relation, tous les mouvements de la vie de nutrition, toutes les réactions qui se passent dans l'organisme engendrent de l'électricité. Pourtant, le rôle do cette énergie intra-organique n'a jamais été bien défini. Il semble toutefois qu'elle concourt au relèvement des forces et à la bonne mise en marche de la machine humaine.

Jusqu'ici, je ne me suis pas préoccupé de mettre en lumière ce phénomène, je me suis borné à indiquer que le mouvement moléculaire, produit par le choc des ondes éthérées de l'extrémité rouge du spectre, expliquait le meilleur fonctionnement de l'organisme des tuberculeux. Mais, il est nécessaire d'attirer l'attention sur un autre facteur dont la puissance est incontestable et dont les effets sont parallèles. En effet, la chaleur mode de mouvement est aussi un générateur d'électricité. En conséquence, en recevant sur la peau nue une douche solaire, le malade soumis à l'insolation reçoit en même temps une douche électrique. Cette douche donne à l'organisme une impulsion stimulatrice, que l'on peut comparer à celle que donne une machine électrique dans le cabinet du médecin.

On comprend donc qu'il faut considérer l'énergie solaire pendant une insolation à un double point de vue : l'une part, l'action mécanique des ondes éthérées sur notre édifice atomique ; d'autre part, l'action électrique résultant du choc, du mouvement et de la chaleur des mêmes ondes sur l'organisme tout entier. La douche électrique dont il s'agit n'est donc étrangère ni au mieux-être qu'éprouvent les insolés, ni au relèvement de leurs forces, ni à l'amélioration générale de leur terrain.

On n'a fait encore aucune recherche sur cette question, qui, du reste, est posée pour la première fois, mais il serait certainement intéressant de faire quelques études dans ce sens.

Les expériences de physique que j'ai rappelées à la mémoire, au commencement de ce travail, nous ont fait prévoir que l'insolation sur la peau nue n'avait pas seulement la propriété d'activer le mouvement moléculaire du système nerveux, mais qu'elle pourrait bien avoir encore des propriétés vaso-dilatatrices. Or, elle a vraiment une action vaso-dilatatrice très nette. En effet, plaçons un homme sain, dépouillé de ses vêtements, en plein soleil pendant un temps suffisant. Sa surface cutanée rougira, se couvrira de sueurs, et il aura bientôt la sensation que son corps a augmenté de volume.

Ce sont les rayons rouges et infra-rouges du soleil qui ont donné ce résultat. Ne savons-nous pas, en effet, qu'ils ont la propriété de lutter contre la cohésion et d'écarter les unes des autres les molécules de la matière. Ces mêmes radiations ont exercé une action semblable sur l'homme en question. Si même on l'exposait en plein soleil un temps suffisant, le sérum sanguin parviendrait à filtrer à travers les parois des capillaires dilatés et à descendre, de par la loi de pesanteur, dans les parties les plus déclives de son corps.

Mais les rayons calorifiques ne bornent pas leur action à la peau. Ils pénètrent, malgré une certaine résistance des tissus, dans l'intérieur de l'organisme et y produisent, dans la proportion où ils y entrent, les mêmes effets sur les organes. Cette proportion n'est certainement pas très élevée, mais elle suffit pour y exercer une action appréciable.

Lorsque je soumets les malades atteints de tuberculose pulmonaire, selon la méthode que j'ai indiquée, à une insolation de vingt minutes sur le torse nu, je constate, au bout de quelques jours, que les parties de poumon qui entourent les foyers principaux sont devenues le siège d'une congestion passive plus ou moins intense. Mais, si au lieu d'exposer au soleil un bacillaire, j'expose un sujet bien portant, dans des conditions identiques, je n'obtiens jamais la moindre congestion pulmonaire.

Il y a là un fait qui exige quelques explications.

Lorsque nous soumettons à des séances d'insolation un sujet bien portant, dont la circulation sanguine est en bon état dans tous les organes, et particulièrement dans l'appareil pulmonaire, ces insolations de quelques instants sur le corps nu, ne peuvent avoir pour résultat qu'une accélération dans le mouvement moléculaire de leurs tissus et de leurs humeurs. Il n'y a aucune raison pour qu'il se produise une congestion en un point plutôt qu'en un autre : le mouvement moléculaire produit par la chaleur solaire est général. Mais il n'est est plus ainsi lorsque, dans un organe quelconque, les vaisseaux sanguins ou les capillaires ont subi une altération qui modifie leur souplesse et leur contractilité. Sur ce point, il se formera une congestion passive, les vaisseaux et les capillaires n'y étant plus en état de participer au mouvement moléculaire général.

Il en sera de même lorsqu'il s'introduira dans l'organisme un corps étranger, soit inerte, soit vivant. Ce corps étranger qui pourra se présenter sous la forme de microbes ou de bacilles de Koch, rompra l'équilibre organique, selon l'expression de Le Dantec, provoquera autour de lui une congestion plus ou moins intense des tissus environnants et une diapédèse plus ou moins énergique des leucocytes. Sur ce point, il existera un trouble circulatoire, si minime soit-il. Dans le cas d'invasion bacillaire, tout à fait au début de la tuberculose pulmonaire, cette congestion est si peu intense et si peu étendue, que l'oreille, à l'auscultation est incapable de la percevoir, ou, si vous voulez, de la diagnostiquer. Mais elle devient manifeste chez les tuberculeux avérés, dont les capillaires et les vaisseaux sanguins autour des lésions pulmonaires sont le siège d'altérations profondes. Aussi, l'insolation, qui ne donne jamais de congestion aux poumons sains, congestionne les poumons malades autour des foyers de tuberculose. Cela est tellement vrai que lorsqu'un bacillaire, atteint d'une lésion pulmonaire unilatérale, fait la cure solaire, l'insolation congestionne toujours le poumon malade et jamais le poumon indemne. On comprend alors que cette congestion solaire puisse devenir un signe précoce de tuberculose, d'autant plus précieux que nous savons tous combien il est difficile au début d'une tuberculose pulmonaire, alors qu'il n'existe encore aucun symptôme probant ni à la percussion, ni à l'auscultation, alors que le signe de Grancher est lui-même incertain, alors que l'emploi de la tuberculine de Koch n'est pas justifié et, dans tous les cas, dangereux, nous savons, dis-je, combien il est difficile pour le médecin de la dépister, et combien il est important pour le malade d'être fixé sur son état. De ce diagnostic précoce dépend sa guérison. Car l'invasion bacillaire guérit toujours par la cure solaire.

Or, quand on expose un malade douteux aux rayons du soleil, selon la méthode que j'ai publiée, on constate, au bout d'un certain nombre de séances, qu'en un point de la surface des poumons, il s'est formé une congestion légère plus ou moins étendue. Les râles sous-crépitants fins apparaissent, les gros râles viennent en leur temps et tout se termine assez vite sans laisser de trace. Ces symptômes sont généralement très légers, et quelquefois fugaces. On a beau exposer au soleil des sujets indemnes de tuberculose, on n'obtient jamais de semblables effets.

Dans les nombreuses insolations que j'ai faites chez des tuberculeux avérés, porteurs de lésions manifestes, il m'est très souvent arrivé de découvrir un foyer d'invasion bacillaire éloigné des lésions reconnues, alors que ni la percussion, ni l'auscultation n'en avaient antérieurement révélé la présence. L'insolation permet donc de dépister de bonne heure une tuberculose pulmonaire.

Le mouvement moléculaire provoqué par les ondes de l'extrémité rouge du spectre trouve dans une portion du torrent circulatoire des poumons, une digue derrière laquelle le sang s'accumule. Et l'arrêt du courant sanguin, qui n'était pas perceptible à l'oreille avant les insolations, est devenu nécessairement très net après les insolations qui ont augmenté l'apport du sang au niveau de l'obstacle.

Dès que, par ce moyen simple et sans danger, on est parvenu à découvrir une invasion bacillaire, la cure solaire méthodiquement employée donne des résultats rapides et sûrs. Ceux qui ne connaissent pas l'énergie du soleil ne peuvent comprendre qu'en très peu de séances d'insolation on puisse nettoyer un foyer tuberculeux à cette période. J'affirme pourtant que tous les tuberculeux à ce degré guérissent rapidement par l'insolation.

Mais, me dira-t-on, pouvez-vous démontrer d'une manière absolue que les malades, suspects de tuberculose dont vous parlez, soient vraiment tuberculeux ? Assurément non, et personne ne le pourrait. Pourtant, le signe que j'indique ne se rencontre jamais chez les personnes à poumons sains, et au bout d'un temps de cure solaire suffisant pour avoir guéri la lésion, ce même signe ne se représente plus : j'en conclus avec quelque apparence de logique, qu'il existait dans le territoire pulmonaire congestionné une altération de ce territoire et des vaisseaux sanguins ou capillaires qui l'alimentaient.

Le problème est donc circonscrit à cette proposition : quelle est la lésion pulmonaire qui, chez un sujet jeune, occupe généralement l'un ou l'autre sommet ou les deux à la fois ? — Le cancer ? Il est rare et particulier à l'âge mur. — Une gomme syphilitique ? C'est une rareté qui a des antécédents. Et puis, ni le cancer, ni la gomme syphilitique ne disparaissent comme la rosée au soleil. — Une pneumonie ? — Une pleurésie ankystée ? Il y a des symptômes trop nets pour être méconnus. — Une bronchite simple ? Elle n'est jamais localisée au sommet, ou, dans ce cas, elle est de nature tuberculeuse. C'est donc bien de la tuberculose qu'il s'agit.

Une insolation sur le torse nu, de vingt minutes dedurée, à une intensité chimique de 1/6 ou 1/8 de seconde de pose én photographie, produit une congestion solaire, d'une manière constante, autour des foyers de tuberculose et dans les territoires récemment envahis. Chez les tuberculeux congestifs, cette congestion passive est même capable de provoquer quelques crachements sanglants. Je me hâte de dire que je n'ai jamais vu d'accidents graves survenir chez mes malades soumis à la cure solaire, bien que j'ai fait faire plusieurs milliers d'insolations. J'ai soigné un malade ayant eu soixante-neuf hémoptysies qui, à partir de sa première insolation, n'a plus eu d'hémorragie pulmonaire. Aussi, je crois fermement que la pratique est moins redoutable que la théorie. Mais, personne n'est à l'abri d'une fâcheuse coïncidence.

Cette congestion solaire, qui joue un grand rôle dans la guérison de la tuberculose, ne saurait être mise en doute. L'auscultation de la poitrine permet du reste de suivre sa marche d'une manière très précise. En effet, dans les territoires pulmonaires qui environnent les foyers de tuberculose, l'insolation développe des râles sous-crépitants fins plus ou moins nombreux, puis au bout de deux ou trois jours viennent de gros râles humides, que j'ai comparés aux gros râles de retour de la pneumonie. L'expectoration est alors un peu plus abondante et se rapproche de celle de la bronchite aiguë comme couleur et comme densité. Puis enfin, l'insolation étant supprimée, tout rentre dans l'ordre.

Ce mouvement fluxionnaire vers les parties malades me paraît éminemment favorable à la cure de la tuberculose pulmonaire, parce qu'il favorise la diapédèse des globules blancs, et parce qu'il active la phagocytose autour des lésions.

Cette congestion passive ne donne qu'une élévation de température insignifiante, c'est à peine si dans certains cas on remarque de un à cinq dixièmes de degré : au-dessus. c'est l'exception rare. Règle générale, une série d'insolations, chez les tuberculeux habituellement apyrétiques, fait, au contraire, baisser l'ensemble de la température. Ils le doivent, non aux rayons rouges, mais aux rayons violets dont les propriétés sont désinfectantes. Toutefois, lorsque la congestion solaire vient se surajouter à une congestion aiguë préexistante autour d'un foyer en activité, j'ai toujours observé que la congestion aiguë s'aggravait. Alors seulement l'insolation augmente sérieusement la température des malades.

Chez les gens bien portants, sans lésions pulmonaires, l'exposition au soleil, le torse nu, change peu leur thermométrie buccale. La chose paraît logique. En effet, quand on expose le corps nu au soleil, même avec une température de 40°, le mouvement des ondes calorifiques se communique aux molécules de nos tissus, et il se produit une transformation de force : la chaleur devient du mouvement. La chaleur solaire au lieu d'augmenter la température du corps se transforme en travail et modifie plus ou moins l'agrégation de nos molécules.

Mais cependant les rayons calorifiques ne semblent pas être employés dans leur totalité à faire un travail moléculaire, une certaine quantité fait de la chaleur et produit comme on vient de le voir une légère élév. on de température appréciable au thermomètre buccal. Cette élévation de température est dans un rapport direct avec les amplitudes des ondes calorifiques et il est, par conséquent, difficile d'en fournir une moyenne.

Cette ascension se manifeste après chaque insolation de dix à vingt minutes ; elle dure quelquefois deux ou trois heures, décroît et le thermomètre revient à la normale au bout de cinq ou six heures. Cette légère hyperthermie ne produit du reste aucun malaise.

Il y a lieu de se demander si ce phénomène thermique n'aurait pas quelque rapport avec l'expérience faite par Tyndall sur l'absorption des rayons calorifiques par l'air chargé d'acide carbonique. Les échanges d'air et d'acide carbonique qui se font dans les poumons pendant la respiration, mettent ces derniers dans les conditions de l'expérience du physicien anglais. Et il se pourrait que précisément l'acide carbonique intra-pulmonaire absorbât une notable quantité des rayons calorifiques de l'insolation, qu'il rayonnerait ensuite. De là, probablement, cette élévation thermique que nous constatons après une séance de cure solaire, même chez les gens bien portants.

Quoi qu'il en soit, il faut remarquer qu'une insolation sur le torse nu, même de quelques minutes de durée, chez un sujet bien portant, produit une action qui dure longtemps, puisqu'elle se fait sentir environ pendant six heures. La cure solaire n'est donc pas aussi indifférente qu'on pourrait le croire. Il y a même dans notre arsenal thérapeutique une multitude de médicaments dont l'action est moins durable.

Les tuberculeux que j'ai soignés suivent sensiblement la même règle. Ceux que j'ai observés l'hiver dernier n'ont pas présenté des élévations thermiques très régulières après leurs séances de cure solaire, mais j'ai quelquefois constaté sur le thermomètre buccal des ascensions de 0°6 et 0°7. L'insolation au sanatorium de la Mantéga commence généralement vers 11 heures et finit à 11 h. 20. Le déjeuner venant à midi, il est difficile de faire la part de l'insolation et celle de la digestion, mais à 6 heures du soir, la température buccale chez les apyrétiques ordinaires se trouve être la même que lorsqu'il n'a pas été fait de cure de soleil.

J'ai dit plus haut que l'héliothérapie augmentait généralement l'énergie des impulsions cardiaques. Cela est vrai. Mais il faut dire aussi qu'elle en augmente la rapidité immédiatement après les séances. Certains sujets y sont plus prédisposés que d'autres, ce sont surtout ceux qui sont très infectés ou qui ont le système nerveux très surexcitable. Cette espèce de tachycardie se calme du reste assez vite après l'insolation. J'ai pourtant vu certains malades arriver à un état voisin de la syncope après une séance de vingt minutes sur la partie antérieure de la poitrine.

L'application des rayons solaires sur le torse nu, même pendant quelques minutes seulement, a donc une action qui persiste pendant plusieurs heures, et nous venons de voir que ses effets sont quelquefois énergiques.

Il est vraisemblable que les autres organes manifestent une plus grande activité, selon les fonctions qui leur sont dévolues. Je n'ai pu encore vérifier cette hypothèse. Mais le Docteur Chiais, de Menton, qui a fait des expériences sur les excrétions urinaires, pense que l'héliothérapie employée méthodiquement comme moyen thérapeutique augmente la quantité des urines quotidiennes. Je crois pouvoir confirmer cette manière de voir, mais je ne puis fournir que des appréciations trop peu précises pour être affirmatif.

Ces diverses observations démontrent jusqu'à l'évidence que lorsqu'on expose des malades, le corps ou seulement le torse nu, aux rayons du soleil, les ondes éthérées de l'extrémité rouge actionnent plus vigoureusement tous les rouages de leur machine organique. Les effets produits sont en raison directe des amplitudes vibratoires, c'est-à-dire de l'intensité calorifique du soleil. Et, cela va sans dire, les gens bien portants bénéficient de la même loi : l'augmentation de vitalité est constante pour tous. Ce ne sont pas là des théories incertaines pouvant être diversement interprétées, ce sont des faits dont nous pouvons chaque jour nous rendre compte. Il suit de là que les rayons de l'extrémité rouge du spectre améliorent et relèvent le terrain tuberculeux :

circonstance capitale, qui domine toute la pathologie des bacillaires. Car, le ... in, chez le tuberculeux, prime tout. Supposez un instant que le malade, par une méthode rapide quelconque, soit débarrassé de ses bacilles et de leurs toxines ; ne serait-il pas encore tuberculeux ? Est-ce que son organisme affaibli ne serait pas toujours en imminence de réceptivité bacillaire ? Et en vérité, entre le moment où il serait débarrassé de ses bacilles et celui où il serait réinfecté, le temps ne serait que de bien courte durée. Améliorer le terrain, lui permettre de lutter contre l'invasion bacillaire ou microbienne, est une tâche difficile, mais qu'il faut accomplir avant tout ; je ne connais pas de meilleur moyen d'y parvenir que par l'emploi méthodique de la cure solaire.

D'après cet exposé rapide, il vient naturellement à l'esprit qu'on ne saurait trop user d'une médication qui donne d'aussi bons résultats. Et en cela, on aurait tort. Nous raisonnerions comme l'ignorant qui absorbe toute une boîte de pilules à la fois, sous prétexte qu'une seule pilule doit lui faire du bien. Une trop longue ou trop énergique mise en marche de l'organisme produit une activité moléculaire exagérée, une sorte de surmenage nuisible. Au contraire, une impulsion quotidienne, bien réglée par une insolation de cinq, dix, quinze ou vingt minutes, selon l'état pulmonaire, le degré d'infection ou l'intensité chimique de la lumière ne peut nuire, ce qui est la première règle à observer. Mais, elle donne, sans secousse intempestive, une activité suffisante à la machine détraquée. En renouvelant chaque jour cette impulsion, l'organisme reçoit régulièrement l'excitation qui lui est nécessaire, et, par ce moyen, arrive insensiblement et progressivement à réparer ses pertes.

L'insolation sur le corps nu me paraît agir à la manière d'un enfant qui, par impulsions successives, conduit son cerceau. Et il arrive un moment où l'organisme marche par une sorte de vitesse acquise. C'est ainsi qu'il peut, sans faiblir, se maintenir en bon état pendant les périodes de journées sans soleil que nous avons à Nice comme ailleurs.

Malheureusement, rien ne remplace le soleil, pas même la lumière électrique la plus puissante. La formule solaire est unique.

Entre autre particularité essentielle, elle posséderait, dans sa composition, une bande qui occuperait environ le tiers du spectre rouge et dont la fonction, d'après Paul Bert, serait de présider à la formation de la matière organique. Nulle formule de lumière artificielle ne contient cette bande. C'est sous son influence que les plantes croissent, que les bourgeons fleurissent, que mûrissent les fruits, que les animaux grandissent et se développent ; c'est

elle qui fait la chlorophyle et l'hémoglobine et qui régit les phénomènes multiples de la vie. Les plantes et les animaux inférieurs
qui meurent sous la lumière bleue ou violette, vivent, au contraire,
et se multiplient sous la lumière rouge.

Les rayons infra-rouges ou obscurs sont, eux-mêmes, étrangers
à ce phénomène biologique. S'ils triomphent de la cohésion, comme
les rayons rouges, plus violemment même ; si leur présence est
ressentie par les extrémités nerveuses de notre périphérie; s'ils font
vibrer les atomes et les molécules de la même manière, leur action
se borne aux mouvements moléculaires ou atomiques et ils n'ont
aucune influence sur la formation de la matière organique ; les
plantes et les hommes s'étiolent dans l'obscurité, malgré l'abondance de leurs ondes. Quant aux rayons obscurs à très longues
longueurs d'ondes et à vibrations très lentes, les derniers connus,
on ne connaît pas leurs effets sur l'organisme. Peut-être leurs
vibrations sont-elles trop lentes pour être en harmonie avec nos
vibrations moléculaires. Mais, l'homme n'habite pas seul sur la
terre et il existe peut-être des animaux ou des plantes dont les
vibrations moléculaires ont le même synchronisme. Le mystère
qui les enveloppe cache sans doute encore d'autres ondes et
d'autres vibrations qui, elles aussi, ont leur utilité dans la nature.

J'ajouterai enfin une remarque importante. Le mouvement
éthéré des ondes lumineuses et obscures de l'extrémité rouge du
spectre a d'autant plus de chances d'être efficace dans la tuberculose pulmonaire, que l'invasion bacillaire est plus récente. En
effet, dès le début de l'invasion, les bacilles de Kock ne sont pas
encore englobés dans les cellules géantes pour former des tubercules et des follicules tuberculeux, ils sont libres et risquent à
tout instant d'être englobés par les leucocytes qui accourent de
toutes les parties du corps vers l'ennemi. Il est vrai que la première rencontre n'est pas ordinairement favorable aux microphages, et Metchnikoff nous a enseigné le résultat de ce premier
combat, sous le nom de phagolyse. Mais, une armée phagocitaire
de seconde ligne arrive ; alors, soit que l'organisme, faisant appel
à ses réserves de défense, augmente le nombre de ses combattants,
soit que l'insolation fortifiant les énergies vitales par les rayons de
l'extrémité rouge augmente la valeur des phagocytes et des diastases antitoxiques, les microphages reprennent le dessus, englo-
bent les bacilles et les absorbent.

Les rayons de l'extrémité rouge du spectre solaire n'apportent
pas directement sur le lieu du combat, comme le font les tuberculines, des antitoxines destinées à neutraliser les toxines bacillaires, mais ils accroissent la puissance défensive de l'organisme

en augmentant, selon toute vraisemblance, l'opsonine du sang, puisque la quantité d'opsonine, d'après Wright et Douglas, est d'autant plus abondante que l'organisme fonctionne mieux.

A une période plus avancée, lorsque les bacilles de Kock sont enfermés dans les tubercules ou les follicules tuberculeux, où ils se fortifient comme dans une forteresse, les microphages et les anticorps n'auront guère plus d'action contre eux, et, par conséquent, les rayons de l'extrémité rouge ne prêteront plus à la phagocytose qu'un concours désormais inutile : ils ne pourront plus que soutenir l'organisme défaillant. Ce sera pourtant encore un rôle important.

Mais, si les rayons rouges sont alors d'un secours moins efficace, la nature n'a pas épuisé ses moyens de défense, il lui reste les rayons de l'extrémité violette du spectre, dont les propriétés sont antiseptiques et nettement microbicides.

Ce sont ces derniers rayons que je vais étudier.

Extrémité violette du spectre solaire.

Les rayons chimiques du spectre solaire font réellement un travail utile en thérapeutique à partir du bleu jusqu'au violet, dans le spectre lumineux et dans tout l'ultra-violet du spectre obscur. Leurs longueurs d'ondes vont de 457 à 392 millièmes de micron et au-dessous : leurs vibrations sont de 631 à 700 trillions par seconde et au-dessus.

On sait, d'après les calculs récents, que le spectre obscur possède des rayons dont les longueurs d'ondes n'ont que 295 millièmes de micron : celui de l'ultra-violet électrique donne des ondes encore plus courtes, puisqu'on les a calculées jusqu'à 100 millièmes de micron. Peut-être en existe-t-il de moins étendues : mais nous n'avons à nous occuper ici que des radiations en rapport avec la cure solaire.

De toutes les ondes éthérées, celles de l'ultra-violet sont les plus réfrangibles, et c'est probablement pour cette raison que les plus courtes, qui sont en même temps les plus énergiques, n'arrivent pas jusqu'à la terre. On suppose qu'en arrivant au niveau de notre atmosphère, elles sont fortement réfractés et vont se perdre dans les espaces interstellaires.

La vapeur d'eau, les brouillards qui absorbent la lumière dans des proportions qui peuvent aller jusqu'à 90 %, selon leur densité, absorbent également les rayons actiniques. J'ai constaté souvent ce fait, pour les rayons bleus, dans mes expériences sur l'intensité chimique de la lumière solaire, expériences que j'entrepris, en 1902, de Nice au Cap Nord, et que j'ai depuis publiées dans : la *Cure solaire de la tuberculose*, et dans le *Bulletin de notre Société de médecine, à Nice*. J'ai constaté, en outre, que l'intensité chimique avait peu d'énergie au lever du soleil, beaucoup plus à dix heures du matin, qu'elle atteignait son maximum vers midi, pour décroître ensuite progressivement à deux heures, et finir, ou à peu près, au coucher du soleil. Ces expériences, continuées à Nice pendant quatre ans, cinq fois par jour, m'ont démontré que l'actinité solaire était extrèmement variable, non-seulement en raison de la vapeur d'eau répandue dans l'air en plus ou moins grande abondance, mais aussi selon l'angle du soleil par rapport à l'horizon. Le maximum se trouve au moment où le soleil est à notre zénith.

Théoriquement, elle devrait varier à tout instant du jour, d'une manière uniforme, parce que, à tout instant, l'obliquité des rayons change. Mais, l'humidité de l'air, la tension de la vapeur d'eau, les nuages, les brouillards, la modifient sans cesse et bouleversent l'uniformité théorique.

Le spectre chimique est très étendu, et le choc de ses ondes ne serait pas sans danger si la nature ne se défendait pas de ses atteintes. C'est évidemment pour cette raison que les bourgeons des plantes sont rouges, que les feuilles sont vertes, que le jaune, le rouge et le vert sont si répandus parmi les végétaux, que les oiseaux, les mammifères et les insectes sont protégés par des couleurs sombres sur les parties les plus apparentes de leur corps, que la peau des hommes est de plus en plus pigmentée à mesure qu'on se rapproche de l'équateur. Car, les couleurs sombres, le jaune, le vert et le rouge, absorbent les rayons actiniques.

Ce sont les ondes violettes et ultra-violettes qui produisent les effets les plus énergiques.

Les radiations chimiques réduisent les sels d'argent, l'iodure de plomb, les chlorures d'or et de platine, les oxydes de mercure et d'or, l'acide chromique, les sels de peroxyde de fer, etc. ; elles forment des combinaisons de chlore et d'hydrogène, à volumes égaux ; elles favorisent les oxydations des matières organiques, le bitume de Judée, la résine de gaïac, le galipot, les essences de citron, d'amandes amères, de laurier-rose, de térébenthine, la benzine, le phosphore, les ptomaïnes, les toxines, etc. ; elles détruisent les mousses, les champignons, les moisissures, les ferments, les microbes et les infiniment petits ; elles attaquent la peau des hommes dans les insolations prolongées et y forment des érythèmes ; elles sont nuisibles aux plantes et aux animaux inférieurs ; elles ont enfin le pouvoir de dissocier la matière en détruisant les atomes (G. Le Bon) ; elles déchargent les corps électrisés négativement.

Il est impossible de ne pas être frappé par la différence d'action des rayons calorifiques et des rayons actiniques.

Les premiers, à grandes longueurs d'ondes et à courtes vibrations agissent sur la cohésion des molécules de la matière, changent l'aspect apparent de la forme, mais ne modifient en rien l'essence même des choses. Qu'un corps passe de l'état solide à l'état liquide, ou de l'état liquide à l'état gazeux, il contient toujours le même nombre d'atomes, le même nombre de molécules, pèse le même poids et conserve ses mêmes propriétés. Les seconds, à courtes longueurs d'ondes et à vibrations rapides, exercent leur puissance sur l'attraction et la répulsion plutôt, semble-t-il, sur les atomes que sur les molécules de la matière, ils sont destructeurs et non conservateurs de cette matière. Ils ne laissent jamais intacts les corps sur lesquels ils agissent, ils les transforment en d'autres corps, ils les brûlent en les oxydant, ils en font de nouveaux par combinaison, ou même les détruisent complètement, comme dans les phénomènes de radio-activité.

Mais ils possèdent une propriété éminemment utile pour l'humanité : ils font périr les microbes, ils assainissent l'air, les eaux et les poussières avec plus d'efficacité que les meilleurs antiseptiques. Les millions d'animaux qui, chaque jour, meurent à la surface de la terre sont détruits par l'oxydation de leurs chairs putréfiées, les milliards de milliards de microbes que le vent soulève, que les mares recèlent et que les grandes agglomérations hospitalisent périssent sous les radiations de l'extrémité chimique du spectre.

Le mouvement de l'éther qui produit les effets chimiques est synchrone avec le mouvement vibratoire des atomes constituant les corps composés capables de subir une décomposition. Ces effets de décomposition ont été étudiés par Tyndall, d'une manière lumineuse : « les atomes ont des poids différents et probablement des dimensions différentes : en tous cas, il est à peu près certain que le rapport de la masse de l'atome à la surface qu'il présente à l'action des ondes d'éther n'est pas le même pour tous. S'il en est ainsi, et je crois que les probabilités en faveur de cette idée sont immenses, chaque onde qui passe sur une molécule tend à la décomposer ; elle tend à séparer de leurs compagnons plus lourds et plus inertes les atomes qui, relativement à leurs masses, présentent les plus grandes surfaces résistantes au mouvement des ondes. on peut se rendre compte de ce qui se passe alors par ce qui arrive à un homme debout sur le pont d'un navire. Tant que l'homme et le navire participent également aux mouvements de la mer et du vent, il n'y a aucune tendance à la séparation : pour parler chimiquement, ils sont à l'état de combinaison, mais une vague qui s'élance trouvera le navire moins prompt que l'homme à céder à son mouvement : l'homme est par conséquent emporté et nous avons grossièrement ce que l'on peut regarder comme une décomposition. » (*La Chaleur, mode de mouvement*, Tyndall : traduit par l'abbé Moigno.)

Il est difficile de mieux exprimer l'action des rayons actiniques sur les corps composés susceptibles d'être décomposés par eux. Mais il semble moins facile d'expliquer leurs effets sur la combinaison de deux corps. Deux corps en présence, le chlore et l'hydrogène, demeurent séparés l'un de l'autre dans l'obscurité, un rayon de soleil survient, ils se précipitent l'un contre l'autre et s'unissent bruyamment pour ne former désormais qu'un seul corps différent des deux autres et présentant des propriétés différentes. Le mouvement éthéré qui peut démolir une combinaison chimique est-il capable d'agir en sens inverse et de souder les atomes les uns aux autres pour édifier une combinaison chimique : l'opération n'est point invraisemblable.

Faut-il aussi chercher une explication de même ordre dans l'action oxydante des rayons actiniques pour les matières organiques ? Théoriquement, elle semble possible. Mais j'ai quelque tendance à croire que les ondes de l'éther ont un rapport, dans les phénomènes d'oxydation, avec les métaux colloïdaux des oxydases. Ils exerceraient simplement une action de présence, à la manière des rayons rouges dans la décomposition de l'acide carbonique chez les plantes.

Mais qu'importent les théories, elles sont éphémères : les faits seuls restent et seuls ils ont une valeur.

Nous venons de voir l'action antiseptique des rayons chimiques du soleil dans l'ambiance où l'homme vit ; examinons maintenant si l'organisme humain, assaini à l'extérieur, n'aurait pas quelques chances d'être aseptisé à l'intérieur par ces mêmes radiations, si, en d'autres termes, les rayons chimiques sont microbicides à l'intérieur comme ils le sont à l'extérieur.

Là, est tout le problème de la cure solaire dans la tuberculose pulmonaire.

D'abord, quelle est l'action des rayons actiniques sur les cultures de microbes ?

Depuis 1877, date des premières expériences de Downes et Blunt, des travaux nombreux entrepris par Arlonig, Janowski, Duclaux, en 1885 ; Roux, en 1887 ; Tyndall, Yersin, Ledoux, Lebard, Geissler, Kotliar, Marshall Ward, ont démontré péremptoirement que la lumière solaire était microbicide et que cette propriété venait des rayons actiniques seuls. C'est, je crois, Marshall Ward qui a définitivement mis la question au point, où il n'est plus permis de la mettre en discussion.

La vie microbienne est donc incompatible avec les vibrations de l'extrémité violette du spectre solaire ; c'est la même raison qui fait périr les plantes en général. Il en est tellement ainsi que les ondes éthérées plus longues et à vibrations moins rapides, les rouges, les orangées et les jaunes, loin de leur nuire leur sont favorables. Et ce n'est qu'à partir de certaines ondes, dont les vibrations sont de plus en plus rapides que la vie de la flore microbienne est compromise. Prenez une plante, placez-la sous châssis violet, elle s'étiole ; placez-la, avant qu'elle ne meure, sous un châssis rouge, elle reprend de la vigueur. Placez une culture de bacilles sous une cloche violette, elle s'atténue et va mourir ; placez-la sous une cloche rouge, avant qu'elle ne périsse, elle va revivre et reprendre sa virulence. Il n'y a de différence entre la flore monocellulaire et la flore pluricellulaire que dans l'espace de temps qu'il faut pour produire la mort.

Mais, les plantes dans la nature sont protégées contre l'influence néfaste de ces ondes courtes, à rapides vibrations, par la chlorophylle ; aussi n'en souffrent-elles pas même en plein soleil : la couleur verte absorbe les rayons actiniques. Tandis que la flore monocellulaire, les bacilles de Koch, par exemple, n'est pas protégée, et c'est évidemment pour cette cause qu'en plein soleil, elle meurt, ne pouvant se garantir contre ces mouvements violents de l'éther. Une culture de microbes, en plein air, si elle est abritée contre les rayons actiniques, à l'ombre, par exemple, prospère dans de bonnes conditions ; mais si elle reçoit le rayonnement d'un ciel bleu, dont les radiations ont des propriétés chimiques très prononcées, elle meurt. C'est donc bien l'action des vibrations formidables des rayons de l'extrémité chimique du spectre solaire qui est la cause directe de la mort des microbes *in vitro*.

Il y a probablement d'autres causes secondaires et indirectes qui concourent à faire périr les micro-organismes et dont il faut évidemment tenir compte, l'oxydation des bouillons de culture entre autres, par l'actinité solaire. Peut-être aussi faudrait-il faire entrer en ligne les actions électriques. Mais, la science, pour cette dernière cause du moins, n'est pas en mesure de nous fournir des explications satisfaisantes.

Si des rayons chimiques du soleil pénètrent dans le corps humain, sans altération, sans modification et sans transformation, il est évident qu'ils agiront sur les microbes dans l'organisme, comme sur les cultures de microbes dans une éprouvette. Toute la cure de la tuberculose pulmonaire est dans la solution de ce problème.

Or, sur ce point, ma conviction est faite. J'ai prouvé par des épreuves photographiques à travers le corps nu que les rayons chimiques passaient dans l'organisme humain. J'ai publié mes expériences, en 1903, dans une brochure adressée à l'Académie de Médecine, et reproduite par quelques journaux médicaux de l'époque.

Ces rayons actiniques, qui viennent impressionner la plaque photographique après avoir traversé le corps humain, ne sont qu'une *minima pars* des rayons qui y sont entrés, comme le prouve la coloration de l'épreuve. Une beaucoup plus grande quantité a été arrêtée par la peau, par les tissus et par les humeurs, où s'est fait déjà un travail atomique utile. Et cette quantité est mesurable, puisqu'elle est constituée par la portion qui manque à l'épreuve daguerrienne.

C'est précisément cette portion de rayons actiniques éteinte dans l'organisme qui produit des effets antiseptiques ; ce sont leurs prodigieuses vibrations qui font périr les microbes et les bacilles qui s'y trouvent, comme je le démontrerai.

Car, il faut noter que les rayons actiniques qui sont employés dans la peau pour un travail atomique, s'y éteignent, qu'en conséquence, ceux qui pénètrent ensuite dans les organes y entrent sans altération, sans modification et sans trasformation, mais qu'ils y transforment leur mouvement en d'autres mouvements atomiques et s'y éteignent à leur tour, et qu'enfin une petite quantité, qui ne sont ni altérés, ni modifiés, ni transformés, passent à travers le corps et peuvent être interceptés par une plaque daguerrienne. C'est ainsi qu'un faisceau de radiations chimiques s'épuise en traversant le corps humain. Et à mesure que d'un milieu il passe dans un autre, il perd une portion de ce même faisceau et en même temps une portion de son énergie. Dans la cure solaire appliquée aux tuberculoses pulmonaires, la dégradation de l'énergie solaire va en droite ligne de la peau, comme porte d'entrée, aux poumons, et des poumons à la peau comme porte de sortie.

La démonstration de cette marche des rayons chimiques à travers le corps humain a été faite : 1° par Finsen, de Copenhague, pour la peau (*Traitement et guérison du lupus*) ; 2° par moi, pour les poumons (*Destruction des microbes secondaires par la cure solaire, sur laquelle je vais revenir*) ; 3° par moi, pour la peau comme porte de sortie (*Expériences photographiques, dont j'ai déjà parlé*).

Donc, les rayons chimiques pénètrent dans l'organisme avec leurs propriétés, et par conséquent, ils y transportent leur énergie.

En conséquence, s'ils font périr les micro-organismes dans les bouillons de culture, il est légitime de penser qu'ils les feront périr également dans l'organisme, tout en tenant compte, bien entendu, des difficultés résultant des qualités et du fonctionnement de la machine humaine. D'autre part, les rayons chimiques du soleil ont encore la propriété d'atténuer la virulence des toxines, *in vitro* : Duclaux l'a démontré expérimentalement. Cette propriété devra donc être dans les attributs des rayons chimiques lorsqu'ils pénètreront dans les tissus pulmonaires infectés. Les observations cliniques et bactériologiques démontrent, en effet, comme je l'indiquerai dans un instant, que ces deux propriétés sont conservées par les rayons actiniques lorsqu'ils ont pénétré dans les poumons, à la suite des insolations.

Si nous connaissions mieux les diastases, dont les toxines font partie, nous pourrions peut-être mieux comprendre les effets de l'action solaire sur elles, mais leur composition est à peu près ignorée.

On sait seulement, d'après G. Bertrand, qu'elles sont minéralisées et que le métal qu'elles contiennent les rend actives, mais que si l'on supprime ce métal, elles deviennent inactives. Nous sommes encore dans le domaine des théories.

On peut en dire autant des études sur la radio-activité. Nous savons cependant que les rayons violets et surtout les rayons ultra-violets augmentent la production des radiations radio-actives des corps, que tous les corps dans la nature ont la propriété d'en émettre naturellement, mais que les substances organiques doivent être classées parmi celles qui en donnent le moins. Malgré tout, l'actinité solaire produit certainement une action physico-chimique dans nos organes, et comme toute action de cet ordre produit des phénomènes de dématérialisation (G. Le Bon), il faut en conclure que directement ou indirectement les rayons violets développent de la radio-activité dans l'organisme. Comment agissent l'émanation, les ions, les électrons et généralement tous les produits de dématérialisation atomique. Nul ne le sait.

Je me permettrai pourtant de faire quelques rapprochements curieux entre les ondes violettes et ultra-violettes du soleil et les effluves du radium.

1° Les rayons actiniques, ceux du moins dont les ondes sont le plus courtes, rendent conducteurs de l'électricité les gaz qu'ils traversent, mais à un faible degré. Les effluves du radium jouissent de la même propriété, mais à un degré plus élevé ;

2° Les rayons actiniques déchargent les corps électrisés négativement : les effluves du radium déchargent les corps électrisés ;

3° Les rayons actiniques favorisent la radio-activité des corps radio-actifs : les effluves du radium augmentent la radio-activité des corps qu'ils touchent ;

4° Les rayons actiniques sont microbicides : les effluves du radium sont également microbicides ;

5° Les rayons actiniques produisent des congestions et des érythèmes sur la peau; les effluves du radium produisent des congestions, des érythèmes et même des ulcérations graves ;

6° Les rayons actiniques guérissent le lupus ; les effluves du radium agissent de même ;

7° Les rayons actiniques exercent une action manifestement sédative sur le système nerveux ; bien plus, ils sont anesthésiants au point qu'il est possible de faire sans douleur de petites opérations sous la lumière bleue ; les effluves du radium ont des propriétés anesthésiques ;

8° Les rayons actiniques impressionnent vivement les plaques photographiques ; les effluves du radium ont ce même pouvoir.

Toutefois, à l'inverse des rayons solaires, les radiations du radium ne se réfléchissent pas, ne se réfractent pas et ne se polarisent pas. Les ondes lumineuses progressent dans l'espace avec une vitesse de 308.000 kilomètres à la seconde, tandis que les rayons α ont une vitesse dix fois moindre. Mais, les rayons β et les rayons γ se rapprochent de la vitesse de la lumière.

Il existe donc entre eux des différences et des ressemblances ; les différences prouvent une origine différente, les ressemblances décèlent un lien commun, qui pourrait bien être l'électricité.

Nous savons, en effet, que tout mouvement engendre de l'électricité ; or, le mouvement de l'éther, qui constitue la lumière, d'après la théorie de Fresnel, doit nécessairement en engendrer, et, selon toute probabilité, c'est de là que vient une grande partie de l'électricité atmosphérique. D'après la théorie de Maxwell, le fait serait encore plus certain, puisqu'il considère les vibrations éthérées comme des vibrations oscillatoires d'un état électro-magnétique. D'autre part, les effluves du radium, qui ne sont pas de l'électricité, sont analogues aux rayons cathodiques et aux rayons X ; ils sont donc, en définitive, composés d'atomes électriques, ions ou électrons, d'après G. Le Bon, et la plupart des physiciens de nos jours.

Ces considérations ouvrent le champ aux hypothèses séduisantes mais il est imprudent de s'y engager. Nous pouvons cependant considérer, sans courir les aventures, qu'il existe de grandes chances pour que les rayons actiniques du soleil produisent de la radio-activité intra-organique, directement ou indirectement et pour que, par suite, il se produise en dedans de nous une plus ou moins grande quantité d'énergie. Mais nous ne savons pas comment elle est utilisée.

J'ai dit, plus haut, que la lumière rouge et infra-rouge appliquée directement sur la peau nue, au niveau des lésions bacillaires et microbiennes des poumons, augmentait la vigueur des phagocytes polynucléaires et par suite l'énergie des antitoxines, d'où plus grande chance de guérison pour le tuberculeux. Mais, les chances augmentent encore par le fait de la pénétration des rayons actini-ques jusque sur le lieu du combat entre bacilles et microphages. Il serait, au contraire, légitime de penser, semble-t-il, que la lumière chimique, qui tue les microbes dût également faire périr les leucocytes. Il n'en est rien. Les microphages ne peuvent souf-frir de l'actinité solaire parce qu'ils sont habitués héréditairement, tandis que les microbes et les bacilles n'ont pas l'habitude ances-trale. Et je dis qu'ils n'ont pas l'habitude, parce qu'une culture de ces microbes et de ces bacilles, élevés dans un milieu favorable à leur existence et à leur reproduction, meurt sous l'influence solaire. Tandis que les microphages et généralement toutes les cellules de l'organisme, qui se trouvent dans leur milieu et qui s'y multiplient, n'en souffrent pas, grâce à l'habitude ancestrale. Placez une plaie ouverte en plein soleil, pendant le temps qu'il faudrait à une culture de microbes pour être tuée, les cellules vivantes au fond de la plaie ne périssent pas. Bien plus, la plaie bourgeonne et marche vers la cicatrisation. Les microphages vivent, donc ils sont habitués.

Cette grande loi de l'habitude, étudiée par Darwin et par Lamarck, fait que nous sommes adaptés à notre milieu. Nos organes, nos humeurs, nos cellules, les sécrétions de nos cellules, tout est en harmonie avec le milieu par habitude ancestrale. Il est donc naturel que les diastases sécrétées par nos microphages ne puissent être attaquées par l'actinité solaire. Il en serait de même pour les sécrétions microbiennes ou toxines si les microbes étaient habitués. On comprend donc pourquoi l'insolation, néfaste pour ces derniers et pour leurs poisons, est indifférente pour les premiers et leur antitoxine. Aussi, peut-on, sans crainte de nuire aux éléments qui composent notre organisme, faire de l'insolation ; l'actinité du soleil, convenablement employée et ne dépassant pas certaines limites, ne modifiera en rien leur manière d'être : elle ne pourra nuire qu'aux microbes et transformer leurs poisons.

Jusqu'ici, je me suis surtout efforcé de montrer l'action véritable des rayons chimiques du soleil sur les microbes et leur excréta dans les bouillons de culture, tout en faisant prévoir que cette action restait la même à l'intérieur de nos poumons, en particulier. Je suis souvent resté dans des explications théoriques inévitables en me basant sur les expériences *in vitro*. Nous allons maintenant considérer les faits cliniques eux-mêmes, et nous serrerons le problème de plus près.

Dans une culture de microbes, on constate que les ondes actiniques atténuent la virulence des toxines, probablement en les oxydant. S'il n'est pas permis, en général, de conclure rigoureusement *in vivo*, selon les faits constatés *in vitro*, il est pourtant légitime d'en tirer des conclusions qui ne sont pas absolument hypothétiques, lorsque des phénomènes cliniques correspondent précisément aux observations faites dans les bouillons de culture. Or, l'insolation atténue la virulence des toxines dans l'intérieur de l'organisme. Au bout d'un temps variable, mais relativement court de cure solaire, chez les tuberculeux, on constate une amélioration manifeste de tous les symptômes généraux graves, notamment la disparition de la fièvre vespérale, des sueurs nocturnes, de la diarrhée, de l'inappétence, etc. L'empoisonnement organique est décidément amoindri. Il est donc certain que les mêmes actions s'exercent et sur les cultures et dans les poumons.

Mais, me dira-t-on, on n'a pas fait d'expériences de contrôle. Cela est vrai. Toutefois, elles ne me paraissent pas nécessaires, car elles seraient une superfétation aux indications que fournit la clinique. Nous savons, en effet, reconnaître les phases, où le microbe de la fièvre thypoïde ne fournit plus qu'une toxine atténuée, nous savons reconnaître une scarlatine légère aux poisons atténués d'une scarlatine grave aux poisons virulents, nous savons suivre pas à pas les périodes décroissantes d'un état infectieux quelconque attestant l'atténuation progressive des excrétions microbiennes. En est-il autrement chez les tuberculeux ? Assurément non, et tous les praticiens tant soit peu familiarisés avec la clinique savent distinguer avec précision le degré d'intensité d'un empoisonnement bacillaire.

Pourtant, je veux signaler un fait d'observation bactériologique que je considère comme particulièrement utile à cette argumentation.

Lorsqu'on examine au microscope, pour la première fois, les crachats d'un tuberculeux porteur de lésions pulmonaires manifestes, on constate la présence d'un plus ou moins grand nombre de bacilles de Koch, et généralement une flore variée de microbes de toutes sortes, streptocoques, staphylocoques, diplocoques, tétragènes, sarcines, etc., etc. Ce malade a ordinairement de la fièvre vespérale, des sueurs nocturnes, de l'inappétence, il est plus ou moins amaigri, dort mal, tousse souvent, expectore avec abondance et perd chaque jour de ses forces. C'est, comme on le voit, un malade fortement compromis.

Exposez ce bacillaire aux rayons du soleil, le torse nu, progressivement, pendant cinq, dix, quinze ou vingt minutes chaque jour. Au bout d'une trentaine de séances, qui doivent être minutieusement suivies, examinez de nouveau l'expectoration. Vous trouverez encore des bacilles de Koch, mais vous ne trouverez plus de microbes secondaires. C'est une rareté d'en observer quelques-uns. Alors commence une amélioration notable qui porte sur l'ensemble des fonctions de l'organisme, preuve certaine d'une atténuation dans la virulence des toxines. Mais, ce fait est en outre extrêmement remarquable et d'une haute valeur thérapeutique. La cure solaire, ne donnerait-elle que ce résultat, je considère qu'elle devrait être classée parmi les remèdes héroïques de la tuberculose pulmonaire.

Remarquons, en effet, que lorsque nous employons une tuberculine quelconque, nous apportons dans l'organisme une certaine quantité d'anticorps ou antitoxines dans l'espoir de neutraliser, d'une manière ou de l'autre, l'action néfaste des toxines. Mais, qu'on invoque la théorie de Svante Arrhénuis, celle de Metchnikoff, celle de Nernst, celle d'Ehrlich, celle de Büchner à laquelle se sont ralliés Roux et Vaillant, celle de Behring, celle de Wright acceptée par Jacobs, ou celle de Maragliano, nous aboutissons toujours à ce fait inéluctable que chaque diastase n'a d'action spécifique que contre l'agent avec lequel elle est en lutte. Les tuberculines, quelles qu'elles soient, ne peuvent donc agir que sur les bacilles de Koch et leurs toxines, tandis qu'elles sont absolument impuissantes contre les autres microbes. Ce sont des vaccins, au même titre que ceux de la variole, de la diphtérie ou de la rage. Mais, de même que les vaccins de la variole, de la diphtérie ou de la rage n'ont d'action spécifique que dans ces affections, de même les tuberculines n'ont d'effet spécifique que sur la tuberculose.

L'insolation a une action incontestable sur les microbes secondaires, et, en même temps, sur leurs toxines. Je vais en donner, comme preuve, deux observations remarquables, dues au Docteur Hamesse.

Premier cas : Mme D..., 23 ans, est malade depuis deux ans. C'est une héréditaire. Très amaigrie, fonctions digestives bonnes, règles normales, respiration superficielle, toux peu fréquente, crachats assez abondants, petites poussées fébriles fréquentes.

Percussion :

A gauche : Matité de presque tout le côté gauche.
Rien à droite.

Auscultation :

A gauche : Silence absolu jusqu'à deux doigts au-dessous de l'omoplate. Respiration renforcée dans le tiers inférieur.

A droite, en avant : Bruit vésiculaire rude. Expiration très prolongée. En arrière : Quelques râles sous crépitants humides disséminés.

Traitement :

Soumise aux injections de Jacobs, depuis plus d'un an. Cure d'air. Cure solaire, d'après la méthode du Docteur Malgat.

J'ai suivi cette malade au point de vue clinique et bactériologique, depuis plus d'un an. Son état s'est beaucoup amélioré ; la toux a diminué, l'expectoration également ; retour à la perméabilité du côté gauche.

Mais c'est dans le domaine bactériologique qu'il s'est passé un fait intéressant. Au début de la maladie, l'examen des crachats a révélé l'existence d'une collection fort riche de micro-organismes de toute espèce : bacilles de Koch très nombreux, réunis en groupes. microcoques, tétragènes, staphylocoques, streptocoques en grande quantité, protéi, sarcines, etc.

Un peu plus tard, j'eus l'occasion de refaire l'analyse des crachats. Les bacilles de Koch étaient moins abondants, ils avaient contracté une forme recourbée ; mais les streptocoques et les staphylocoques étaient toujours en quantité considérable. A plusieurs

— 58 —

reprises, je repris l'analyse sans y trouver un grand changement. Ce statu quo persista jusqu'au mois d'avril. A cette époque, la malade était soumise depuis un mois à la cure solaire, et lorsque je fis l'analyse, je constatai avec stupéfaction que les staphylocoques et les streptocoques avaient complètement disparu. Je refis l'analyse à quelques jours d'intervalle, toujours sans trouver le moindre strepto ou staphylocoque.

Cette disparition a coïncidé avec une chute complète de la température, qui présentait très souvent des élévations de 37°9, le soir. Ces petites poussées fébriles avaient un retentissement sur l'état général de la malade. Depuis la disparition de l'infection, due à la présence des cocci, cet état s'est considérablement amélioré, et actuellement, ce mieux persiste. (16 juin 1905.)

Deuxième cas : M. W..., 24 ans, tuberculose pulmonaire depuis 1902. Héréditaire, très amaigri, fonctions digestives actuellement bonnes, après avoir été très mauvaises, toux fréquentes, crachats très abondants, pas de fièvre

Percussion :

A droite : En avant et en arrière, submatité.
A gauche : Sonorité normale.

Auscultation :

A droite : En avant, râles sibilants ; en arrière, râles sibilants et sous-crépitants.
A gauche : Expiration prolongée sans râles.

Traitement :

Injections de Jacobs. Cure d'air. Cure solaire, selon la méthode du docteur Malgat.

Comme dans le cas précédent, il m'a été donné de suivre ce malade également depuis plus d'un an. Son état général s'est amélioré. Il a augmenté de poids. Les fonctions digestives sont devenues bonnes, la toux et l'expectoration ont diminué.

A différentes reprises, depuis plus d'un an, j'ai fait l'analyse des crachats. Comme dans le premier cas, la flore microbienne était variée et nombreuse, avec prédominence des streptocoques et des staphylocoques. Ces deux derniers ont persisté jusqu'au moment où le traitement par les rayons solaires a été institué. En effet, après un mois d'insolation, je constatai, dans toutes les analyses, l'absence complète de ces micro-organismes. En même temps, la toux et l'expectoration diminuaient notablement, et l'état général devint meilleur.

Conclusions : Je n'hésite pas à affirmer que les rayons solaires, employés comme traitement, ont pour effet manifeste de détruire les microbes. Mme D... a toujours eu des streptocoques et des staphylocoques, jamais ils n'ont disparu, jusqu'au moment où le traitement a été appliqué. Un mois après l'emploi de la cure solaire, ils disparaissaient complètement, résultat qui n'avait jamais été obtenu, même après le séjour de plusieurs mois dans une station climatérique d'altitude, l'année dernière.

Il en est exactement de même pour le cas de M. W... Cette absence de staphylocoques et de streptocoques entraîne la disparition de ces infections secondaires, si pernicieuses pour les tuberculeux. Ce fait constitue un progrès sérieux réalisé dans le traitement des affections tuberculeuses. Peut-être, après une longue application du traitement solaire, verrons-nous le bacille de Koch lui-même disparaître.

Le nom et l'autorité du Docteur Hamesse, en matière de phtisiothérapie et de bactériologie, font de ces deux observations un document précieux.

Pendant l'exercice 1905-1906, au sanatorium de la Mantéga, où j'ai soigné un très grand nombre de bacillaires, le Docteur Barse et moi, avons contrôlé les recherches du docteur Hamesse. Nous avons toujours constaté la disparition de tous les microbes secondaires, sous l'influence de la cure solaire, souvent dans un temps relativement court. Je puis dire que ce phénomène se présente comme un fait constant.

Il démontre, d'une manière précise, que si des rayons actiniques du soleil se sont transformés, en entrant dans la peau des insolés, en travail atomique, une notable quantité sont entrés dans les poumons pour y faire œuvre microbicide : là, ils se sont également éteints, en cédant leur mouvement néfaste aux atomes des microbes. Je ne pense pas qu'il soit possible d'interpréter ce fait d'une autre façon.

Quoi qu'il en soit, il a une importance capitale, surtout à certaines phases de l'évolution de la tuberculose pulmonaire.

En effet, « les bacilles tuberculeux, a dit Maragliano, arrivés au poumon, créent la tuberculose ; mais, bientôt, à ces bacilles s'ajoutent d'autres microbes qui produisent des foyers pneumoniques, et le tissu pulmonaire peu à peu se détruit. Aussi, dans ce cas, ne s'agit-il plus de lutte contre la tuberculose, mais contre des lésions pulmonaires entretenues par différents micro-organismes secondaires, qui compliquent l'affection primitive, et créent la phtisie. Les moyens spécifiques s'adressent exclusivement aux bacilles tuberculeux et à leurs poisons. Ils ne peuvent être utiles que lorsque ces bacilles et ces poisons n'ont pas encore provoqué d'altérations profondes dans les poumons. Il faut ajouter — dit le savant professeur de Gênes — que les remèdes spécifiques ne sont pas des remèdes dans le vrai sens du mot, car il s'agit de moyens qui augmentent les énergies spécifiques de l'organisme, et, qui, pour déployer leur action, ont besoin du concours de l'organisme. Si l'organisme a fléchi, ces moyens deviennent inutiles ».

En conséquence, il faut considérer deux phases chez les tuberculeux ; d'une part, la tuberculose, c'est-à-dire l'envahissement bacillaire des poumons ; d'autre part, la phtisie, c'est-à-dire les lésions pulmonaires profondes, dues à l'envahissement des poumons par les microbes secondaires. Or, je viens de prouver que l'insolation directe sur le corps nu est le plus puissant des remèdes contre la phtisie, et peut-être le seul.

Jusqu'ici on s'est hypnotisé sur les vaccins plus ou moins efficaces de la tuberculose ; mais les vaccins ne peuvent prétendre qu'à un effet purement bacillaire. S'ils sont réellement efficaces contre les bacilles et leurs toxines au moment de l'invasion bacillaire, c'est-à-dire tout à fait au début de la tuberculose, ils ne font face qu'à une partie du problème ; il reste encore à résoudre la deuxième partie, celle de l'intoxication secondaire, la plus grave assurément, puisqu'elle détruit le tissu pulmonaire, comme l'a judicieusement fait observer le professeur Maragliano, et qu'elle affaiblit à ce point l'organisme, que les tuberculines deviennent inutiles, et même dangereuses, comme l'a démontré Jacobs. La cure solaire fait face à cette deuxième partie du problème et en donne une solution très précise.

Pour remplacer les effets de l'insolation, il faudrait trouver un sérum ou un vaccin contre chaque espèce microbienne, un vaccin contre le streptocoque, un autre contre le staphylocoque, un troisième contre le diplocoque, un quatrième contre les tétragènes, etc., etc. Dans ces conditions, le corps des tuberculeux deviendrait une pharmacie à vaccins. Le moyen est donc impraticable. En réalité, je ne vois pas par quel autre remède on pourrait remplacer la cure solaire.

Mais, là ne se borne pas son influence : elle atteint le bacille de Koch lui-même et le fait périr, comme il fait périr les microbes secondaires. Il faut ici donner quelques explications.

Lorsque les bacilles ne sont pas encore englobés dans les cellules géantes, dans les tubercules ou dans les follicules, qu'ils sont libres, c'est-à-dire à la période d'invasion, appelée par les auteurs modernes prétuberculose, ils ne résistent guère mieux, ni plus longtemps, à la cure solaire que les steptocoques ou les staphylocoques. Les observation cliniques le démontrent. J'en ai rapporté neuf cas dans ma statistique.

En effet, placez un sujet que, pour de solides raisons, vous soupçonnez atteint de tuberculose, mais qui, se trouvant tout à fait au début de l'invasion bacillaire, ne présente pas encore de signes certains à l'auscultation; placez-le, dis-je, en plein soleil, le torse nu et la tête garantie. Au bout de quelques séances d'insolation, vous constaterez, au niveau des lésions soupçonnées, une congestion légère que vous n'aviez pas encore remarquée. Si vous suivez cette congestion, que j'ai appelée congestion solaire, vous verrez que les râles sous-crépitants fins sont devenus de gros râles muqueux. Cessez alors l'insolation, vous vous apercevrez, au bout de trois ou quatre jours, que ces symptômes anormaux ont disparu.

Chaque fois qu'après un temps de repos, deux ou trois jours environ, vous reprendrez l'insolation, la congestion fera de nouveau son apparition, toutefois avec une intensité de moins en moins forte, mais en conservant la même allure. Il arrive enfin un moment où la congestion ne se reproduit plus. C'est la guérison relative.

Il y a dans ce retour congestif, qu'il faut tâcher de rendre périodique, non seulement une action de mécanique moléculaire intéressante, mais encore un moyen de défense organique précieux. Chaque congestion nouvelle est constituée par un plus grand apport de sang autour des bacilles envahisseurs, et par suite, la diapédèse des globules blancs augmente sur ce point en même temps que le mouvement phagocytaire. En sorte que, si l'on sait bien manier l'insolation, on peut régler à volonté la congestion solaire et amener en temps opportun, sur le lieu du combat, un nombre très élevé de combattants. Or, comme l'issue du combat entre bacilles et microphages dépend le plus souvent du plus grand nombre des troupes engagées d'un côté ou de l'autre, il s'ensuit qu'une cure solaire bien faite donne toujours la victoire aux phagocytes.

Il faut ajouter que les rayons chimiques, qui pénètrent dans l'organisme en même temps que les rayons calorifiques, viennent compléter la victoire par leur action antitoxinique et microbicide. Cette double intervention est d'autant plus précieuse que rien ne permet de contrôler le nombre des bacilles envahisseurs, et que nous avons, d'autre part, que la première bataille est toujours funeste aux phagocytes. Metchnikoff a décrit ce phénomène sous le nom de phagolyse.

Mais nous n'avons jusque-là qu'une guérison précaire. Il est vraisemblable que ces malades sont encore dans un état de réceptivité bacillaire toujours imminente, car la marche des phénomènes régressifs a été relativement rapide. Il est donc nécessaire de continuer encore pour quelques mois la cure solaire, ne serait-ce que pour donner à l'organisme la résistance nécessaire contre les infections nouvelles.

L'insolation bien maniée produit, en temps opportun, le retour de cette congestion pulmonaire avec une régularité mécanique ; mais il faut savoir interrompre les séances d'exposition au soleil en temps utile, parce qu'il faut éviter une congestion trop énergique et permanente, sous peine de provoquer de l'oppression et des hémoptysies. D'autant plus que les hémorragies pulmonaires sont communes au début de la tuberculose.

C'est par l'emploi judicieux de la cure solaire et des temps de repos qu'on arrive à guérir les malades et à faire disparaître le signe de Grancher, qui avait permis de faire un diagnostic précoce. Congestion pulmonaire, obscurité respiratoire, différence de timbre ou de rythme à l'inspiration, différence de durée de l'inspiration et de l'expiration, font enfin place au murmure vésiculaire physiologique, au bout d'un temps variable, mais habituellement assez court. Pendant ce temps, l'état général se relève et les forces reviennent ; la guérison semble devoir être définitive, autant du moins que l'on peut dire qu'une guérison est définitive.

Premier degré. — Lorsque les bacilles de Koch, enfermés dans les cellules géantes ou dans les tubercules, s'y sont fortifiés comme dans des forteresses, ils sont à l'abri des microphages et de leurs diastases, parce que les cellules géantes et les tubercules, étant de la substance d'homme, ne sauraient être attaqués et détruits par les antitoxines leucocytaires qui sont, elles aussi, de la substance d'homme. Mais, ils y sont encore garantis, dans une certaine mesure, contre les vibrations des rayons actiniques. Pourquoi ? Je l'ignore. Ce que je sais bien pourtant, c'est qu'ils y résistent mieux et plus longtemps. Cependant, au bout d'un nombre d'insolations quelquefois très grand, ils finissent par périr : les examens bactériologiques, faits au sanatorium de la Mantéga, le démontrent. Il faut souvent quatre ou cinq mois pour obtenir ce résultat. J'ai rapporté 16 cas de guérison sur 23 au premier degré.

Mais, s'il faut beaucoup de temps pour détruire les bacilles qui abondent au sein des lésions principales diagnostiquées à l'auscultation ; s'il faut, par suite, beaucoup de temps pour faire disparaître ces mêmes lésions, les bacilles qui se trouvent libres dans les tissus voisins, consécutivement envahis, périssent ou sont phagocytés rapidement, et ces tissus infiltrés redeviennent perméables. Il se fait, sous l'influence de la cure solaire, un véritable nettoyage de microbes et de bacilles autour des foyers principaux, et l'auscultation ne révèle plus que la présence de ces foyers après un temps relativement court. Dans ce cas, les rayons calorifiques agissent sur ces parties de poumon, comme dans le cas de l'invasion bacillaire récente, qui caractérise la prétuberculose, c'est-à-dire au moyen de la congestion solaire.

Une auscultation attentive permet de suivre pas à pas cette remarquable évolution.

A partir de ce moment, les foyers ne s'étendent plus. Les craquements secs disparaissent peu à peu, quelques tubercules crus pourtant se ramollissent, mais en très petit nombre, comme le prouvent les rares craquements humides perçus à l'oreille, et bientôt on n'entend plus que quelques frottements pleurétiques au niveau des anciennes lésions. Quant à la toux, à l'expectoration, aux sueurs nocturnes, à l'affaiblissement des forces, il y a déjà longtemps que tout cela a disparu, lorsque les phénomènes pulmonaires anormaux ne sont plus constatés à l'auscultation.

Mais pendant longtemps encore il persiste, au niveau des anciennes lésions, un peu de submatité.

Il est à remarquer que la guérison des lésions périphériques aux foyers principaux s'opère de la même manière que les invasions bacillaires prétuberculeuses. Il se fait des congestions solaires successives dans ces territoires infiltrés, elles suivent une évolution semblable et guérissent rapidement, sous la double influence des rayons des deux extrémités du spectre.

Mais il faut avoir soin de surveiller ces troubles solaires avec autant d'attention que dans les cas de prétuberculose, car, en définitive, ces lésions périphériques sont au même degré anatomo-pathologique.

Il va de soi que le nettoyage diminue le nombre des bacilles primitivement constatés dans les préparations bactériologiques, et qu'à la guérison on ne constate plus leur présence.

Deuxième degré. — Lorsque les tubercules ramollis ont formé des cavernules, on se trouve en face de multiples et graves problèmes.

L'organisme doit faire face à la rénovation et à la cicatrisation de la perte de substance en étendue et en profondeur, à l'infection des toxines bacillaires, à l'infection des microbes secondaires, à l'énorme quantité des bacilles de Koch et des microbes associés, qui pullulent dans des proportions effrayantes, et enfin à l'infection de ses propres tissus mortifiés. Dans ces conditions, la tâche des rayons actiniques est immense, mais elle n'est pas au-dessus de leur puissance.

Lorsque l'organisme est encore capable de supporter vaillamment le choc des ondes éthérées de l'extrémité rouge du spectre, ondes qu'il reçoit pendant la cure solaire, les ondes de l'extrémité violette ont quelque chance de pouvoir améliorer la situation et même de parfaire la guérison. Seulement, quelle que soit leur puissance, quel que soit leur nombre, puissance et nombre sont limités. Ils doivent détruire les microbes secondaires, faire périr les bacilles accessibles, brûler en les oxydant les toxines des uns et des autres, et brûler encore en les oxydant les détritus pulmonaires qui proviennent des tissus morts.

Tout de même, ils parviennent à faire ce travail formidable, mais nécessairement il leur faut beaucoup de temps, même dans nos pays, où le soleil possède une prodigieuse énergie. J'ai rapporté huit cas de guérison sur vingt-et-un, au deuxième degré de la tuberculose pulmonaire.

La cure solaire emploie toujours le même procédé : elle commence par nettoyer les zones secondairement infectées, qui se trouvent naturellement à un degré moins avancé que les foyers principaux. Les congestions passives qu'elle produit sont cependant de plus en plus énergiques, à proportion que les lésions principales ont fait de plus grands ravages dans la circulation sanguine qui les entoure. Cette augmentation de l'intensité congestive est la conséquence naturelle de l'étendue plus grande du barrage dans le torrent sanguin. Elle offre même quelque danger d'oppression et même de suffocation, si l'on ne prend pas soin de la surveiller de près, car la toux et l'expectoration augmentent.

Quoi qu'il en soit, en maniant avec précaution ces congestions solaires, on parvient à limiter les foyers.

Pendant ce temps, les microbes secondaires disparaissent, et avec eux les malaises et la fièvre qu'ils produisent. Les bacilles eux-mêmes ont diminué de nombre dans les crachats, les symptômes d'infections bacillaires et microbiennes s'atténuent de plus en plus.

Cependant, les tubercules et les follicules, qui se trouvent à un degré de caséification moins avancée, arrivent à leur tour à maturité, si je puis ainsi dire, et en se décomposant libèrent les bacilles qu'ils contiennent : de là de nouvelles invasions bacillaires dans les tissus environnants, de là des troubles nouveaux, que la congestion solaire devra combattre encore. C'est, du moins, ainsi que je m'explique ces infiltrations de tissus qui se renouvellent si souvent et ces congestions solaires répétées que l'on constate à l'auscultation, à une distance plus ou moins éloignée des foyers principaux.

Il se fait bien toujours une congestion mécanique par le fait de l'insolation autour des foyers, puisque dans ces régions les vaisseaux sanguins et les capillaires y sont profondément altérés, mais ce n'est plus de cette congestion qu'il s'agit ici, il s'agit de congestions plus éloignées, qui font des apparitions irrégulièrement intermittentes et qui me paraissent la conséquence d'invasions bacillaires nouvelles.

Après de longues luttes et une obstination patiente, on finit par voir le terme de ces invasions répétées.

On commence alors à voir la toux et les expectorations diminuer progressivement. A l'auscultation, on n'entend de moins en moins de craquements humides ; les gros râles muqueux, les bruits de sibilances, qui masquaient le murmure vésiculaire, sont plus rares et disséminés ; et, par places, on commence à distinguer le souffle de l'expiration ; puis, un peu plus tard, celui de l'inspiration assez nettement, mais tout de même très affaiblis.

A cette période, la matité au niveau des foyers est toujours aussi étendue, mais un peu moins obscure.

Les craquements humides finissent enfin par ne plus être entendus. A leur niveau, on n'entend pourtant pas encore le murmure respiratoire, mais plutôt une respiration rude et quelque peu soufflée. Peu à peu, pourtant, on saisit comme un murmure lointain et très affaibli, qui annonce quelque perméabilité des tissus. Mais, on a la sensation qu'en ce point le tissu pulmonaire est massif ; on y perçoit, du reste, des vibrations lorsque le malade parle et qu'on tient la main appliquée sur la poitrine.

Il n'est pas rare qu'à cette phase, on ne rencontre plus de bacilles de Koch dans les crachats ; mais il ne faudrait pas en conclure que le malade est guéri. Il n'est, en réalité, qu'en voie de guérison, et rien ne prouve que, dans un mois ou deux, les bacilles ne feront pas leur réapparition.

Dans les cas heureux, le murmure vésiculaire parvient à se faire entendre un peu partout, mais reste sourd, comme ouaté, preuve certaine de l'incomplète perméabilité du tissu pulmonaire. On entend surtout, au niveau des anciens foyers, des frottements pleurétiques très abondants. Enfin, un certain degré de matité persiste toujours.

A ce moment là, les forces sont revenues, l'appétit est satisfaisant, la toux et l'expectoration ont cessé, les fonctions générales sont satisfaisantes et on ne trouve plus ni microbes, ni bacilles dans les examens bactériologiques.

Si les malades continuent la cure solaire, ils consolident leur guérison et quelques-uns . même acquièrent une respiration plus ample et plus nette.

Troisième degré. — Lorsqu'enfin les tuberculeux sont arrivés à la période des grandes cavernes, leur organisme se trouve dans un état de résistance extrêmement précaire. Les rayons de l'extrémité rouge du spectre n'ont plus, sur leurs mouvements moléculaires, qu'une action dangereuse. Minés par la fièvre, déminéralisés, profondément infectés, ils ne réagissent plus. Leur énergie vitale ne peut plus suffire aux multiples et impérieuses exigences de l'économie. Leur tissu pulmonaire, en partie détruit par les microbes secondaires, ne suffit plus aux besoins de l'hématose : c'est la fin d'une machine usée dans tous ses ressorts, qui ne peut plus être réparée.

Pourtant, il existe des tuberculeux, même au troisième degré, dont la vitalité n'est pas éteinte et qui sont capables d'une grande résistance. Lorsqu'ils n'ont pas de fièvre, que leur appétit est satisfaisant et que leurs digestions sont bonnes, ils peuvent encore avoir quelque espoir de guérir. Chacun de nous a vu de ces caverneux, qui vivent depuis de longues années et qui continuent à vivre par miracle.

La cure solaire n'a aucune chance de réparer l'organisme des premiers, parce que la congestion solaire, qui est la conséquence nécessaire de l'insolation, réduit les territoires pulmonaires qui sont chargés de faire l'hématose, alors que les cavernes et les lésions tuberculeuses périphériques les ont déjà réduits au minimum. Puis, les leucocytes sont affaiblis, anémiés comme l'organisme, et en tout cas impuissants par leur nombre a lutter contre des effectifs microbiens ou bacillaires supérieurs en énergie et en quantité. Le mouvement moléculaire produit par les ondes de l'extrémité rouge est, du reste, trop violent, et les malades ne peuvent plus le supporter ; la moindre séance d'insolation surmène l'économie, au point que la cure solaire devient un danger et aggrave leur état. Enfin, les substances défensives du sang, les opsonines, n'existent presque plus : c'est la mort prochaine faute d'éléments de lutte.

Dans ce cas, la cure solaire est inutile et quelquefois dangereuse.

Mais il n'en est plus ainsi chez les seconds. Ceux-là, malgré leurs pertes de substance pulmonâire, ont encore des ressources organiques qu'ils doivent à leur alimentation soutenue. Leur potentiel opsonique, leur pouvoir phagocytaire, réduits certainement, peuvent être encore utilisés ; leur état apyrétique habituel prouve dans tous les cas que l'infection par les microorganismes et leurs toxines a pu être tenue en respect par les diastases défensives de l'organisme.

Dans ces cas, qui ne sont pas très rares, la cure solaire rend positivement de grands services, à condition de la manier avec prudence.

Dès que paraissent les premiers signes de congestion solaire, il faut interrompre la cure, attendre la fin de la crise, puis recommencer encore, cesser de nouveau, de manière à ne pas porter atteinte aux fonctions de l'hématose et à ne pas augmenter les expectorations, déjà si abondantes, dont la surproduction serait une menace d'oppression, de suffocation, ou tout au moins de malaises respiratoires. La durée des séances d'héliothérapie devront être nécessairement de courte durée, cinq minutes au plus. Par cette sage méthode, on arrivera peu à peu à nettoyer le voisinage des cavernes, à détruire les microbes secondaires et à limiter le nombre des bacilles de Koch. Ce sera un premier succès, mais lent, très lent à se produire. On ne compte plus le nombre des insolations.

Pendant ce temps, les malades se relèvent positivement. On constate surtout que leur champ respiratoire s'est élargi et que le murmure respiratoire a gagné du terrain. Certes, on entend encore à l'auscultation des râles et des bruits de toutes sortes, mais on distingue des portions de poumon, où la respiration était auparavant obscure, et où maintenant on a la sensation de la perméabilité des tissus.

A partir de ce moment, le médecin peut devenir un peu plus audacieux et conseiller des séances d'insolation d'une plus grande durée.

Au bout d'un temps plus ou moins long, les rayons actiniques font leur œuvre, les crachats deviennent moins abondants, le gargouillement des cavernes disparaît et il ne reste plus que des craquements humides en quantité variable. Puis, peu à peu, on arrive à ne plus entendre que le souffle caverneux, comme si les parois de la caverne s'étaient desséchées. Pendant ce temps, les territoires voisins se nettoyent, la respiration y devient nette, on n'y entend plus que de rares bruits muqueux et sibilants : le malade marche vers la guérison.

Du reste, à cette phase, l'état général s'est notablement amélioré, les forces sont revenues, l'appétit et les digestions sont excellents, les reins fonctionnent dans de bonnes conditions, le sommeil est calme, la toux est rare, excepté le matin, où le malade vide ses bronches, et, enfin, le cœur, toujours un peu hypertrophié, bat d'une manière satisfaisante. Les malades se croient guéris, mais ils sont encore loin de la guérison, car ils sont toujours à la merci d'une imprudence. Du reste, la matité est toujours absolue au niveau des cavernes, le souffle persiste, et il reste encore quelques bacilles dans les crachats, rares il est vrai. Mais, il n'y a plus de microbes secondaires : la phtisie est donc arrêtée.

Je passe volontairement sous silence les mille accidents qui surviennent au cours d'une pareille cure : une observation seule tiendrait la place d'un volume.

Quoi qu'il en soit, il faut continuer la cure solaire jusqu'à ce que les parois des cavernes se soient définitivement cicatrisées, soit par calcification, soit par du tissu fibreux.

Lorsque la guérison est complète, il reste encore de la matité au niveau des lésions, la respiration y est plus ou moins rude et soufflante et l'on entend d'abondants frottements pleurétiques. Alors, généralement les crachats sont rares et ne contiennent plus de bacilles de Koch.

Malgré tout, la guérison demeure précaire dans la majeure partie des cas, bien que l'on ait signalé des guérisons qui sont devenues solides et durables.

En vérité, la lumière solaire est un remède prodigieux : elle augmente les énergies spécifiques de l'organisme, elle relève le tonus vital, elle améliore le terrain tuberculeux et ses défenses naturelles, elle tue les microbes et fait périr les bacilles de Koch, elle oxyde les toxines, elle élève la proportion des anticorps. Il est encore à son actif un fait qui doit être mis en vedette. Si, comme pensent Wright et Douglas, les éléments de défense organique contre les infections microbiennes ou bacillaires sont constitués par des diastases contenues dans le sérum sanguin (les opsonines), ces éléments devraient, semble-t-il, augmenter chez les tuberculeux par l'emploi de la cure solaire, puisque la cure solaire tend à ramener vers la normale leur organisme défaillant.

Certaines expériences faites à l'étranger militent en faveur de cette manière de voir. « Le pouvoir opsonique du sang, dit Delattre, dans la *Revue Internationale de la Tuberculose* d'octobre 1905, a été trouvé augmenté chez les convalescents de certaines affections, dans l'érysipèle et la fièvre typhoïde (Ruediger), avant et après la défervescence de la pneumonie (Rosenow), chez les convalescents de pneumonie (Hektoen et Rosenow). » Jacobs a fait la même constatation chez les tuberculeux améliorés par la tuberculine T. J.

Sans avoir recherché le potentiel opsonique du sang, le docteur Barse et moi avons constaté dans les expectorations de nos malades traités au sanatorium de la Mantéga par la cure solaire seule, une plus grande quantité de bacilles phagocytés à mesure que ces malades s'amélioraient. La proportion a pu s'élever jusqu'à 86 %. Et comme la phagocytose est en rapport direct avec la quantité des opsonines contenues dans le sang, d'après Wright et d'après Jacobs, il s'ensuit que, par un moyen détourné, nous avons pu apprécier, par à peu près, le pouvoir opsonique du sang chez nos malades.

D'après la théorie de Wright et Douglas, la quantité des opsonines du sang chez un homme sain est à son maximum, et ce serait précisément cette proportion qui assurerait l'immunité. Dès qu'elle a baissé, on peut assurer qu'il y a maladie.

Si cette théorie séduisante est exacte, et il semble qu'elle le soit, on entrevoit avec une certaine netteté le rôle prépondérant que la cure solaire doit jouer dans le traitement de la tuberculose pulmonaire, et l'on comprend combien est puissant le concours que les rayons de l'extrémité rouge du spectre donnent aux rayons de l'extrémité violette.

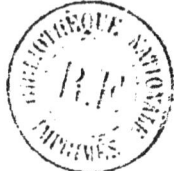

TABLE DES MATIÈRES

Extrémité violette du spectre solaire :

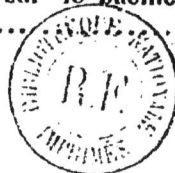

www.ingramcontent.com/pod-product-compliance
Lightning Source LLC
Chambersburg PA
CBHW070856210326
41521CB00010B/1949